Trainingsbuch Jacaranda® Ball

DANKSAGUNG

An dieser Stelle möchte ich mich herzlich beim Meyer & Meyer Verlag für das entgegengebrachte Vertrauen bedanken und bei TOGU für die Unterstützung bei der Umsetzung dieses Buchs und für Ihre innovativen Produkte.

WO SPORT SPASS MACHT

Gabi Fastner

Trainingsbuch Jacaranda® Ball

Kräftigung – Stabilität – Vitalität

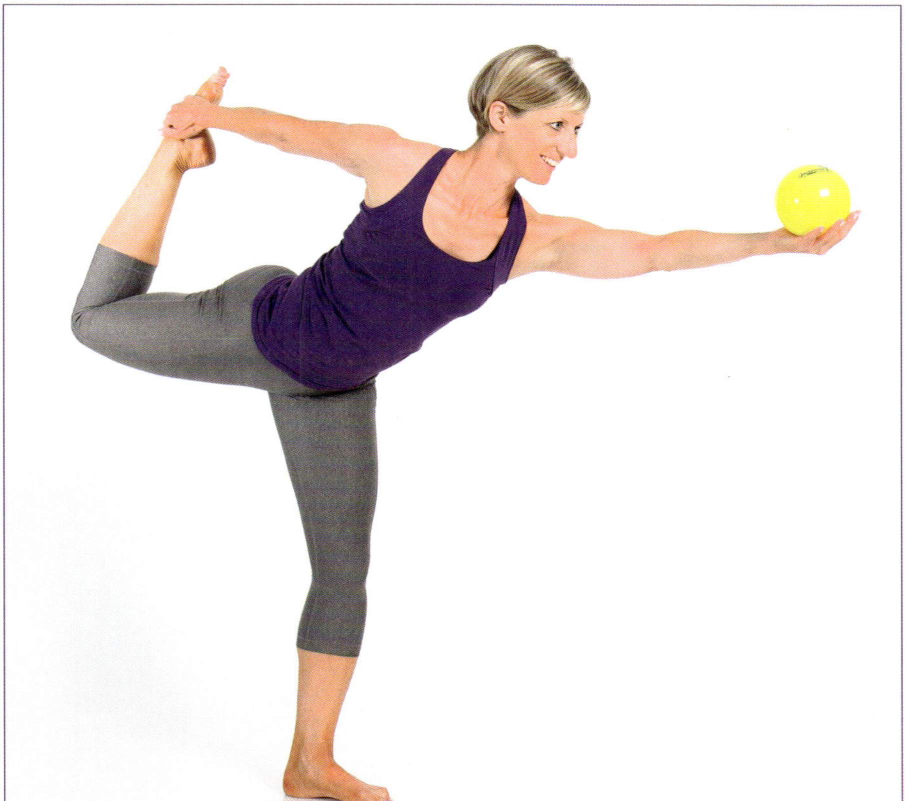

Meyer & Meyer Verlag

Trainingsbuch Jacaranda® Ball

Bibliografische Information der Deutschen Nationalbibliothek
Die Deutsche Nationalbibliothek verzeichnet diese Publikation in der Deutschen Nationalbibliografie; detaillierte bibliografische Details sind im Internet über <http://dnb.d-nb.de> abrufbar.

Auckland, Beirut, Dubai, Hägendorf, Hongkong, Indianapolis, Kairo, Kapstadt,
Manila, Maidenhead, Neu-Delhi, Singapur, Sydney, Teheran, Wien
Member of the World Sport Publishers' Association (WSPA)
Gesamtherstellung: Print Consult GmbH, München

MIX
Paper from responsible sources
FSC® C084279

ISBN 978-3-8403-7640-5
E-Mail: verlag@m-m-sports.com
www.dersportverlag.de

Inhalt

VORWORT

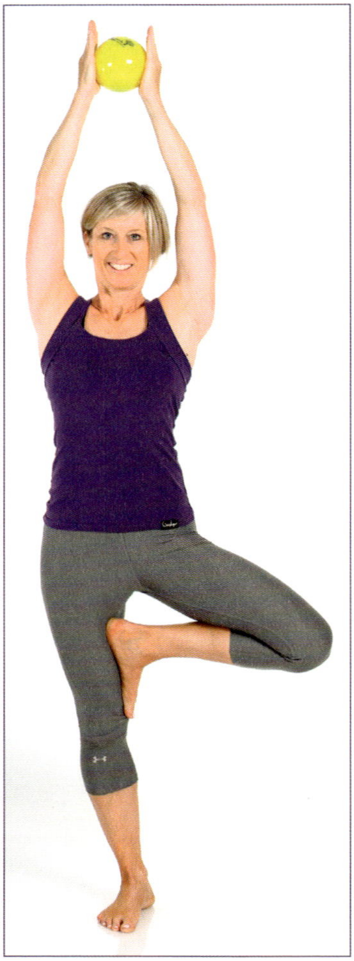

Ich freue mich sehr, dass Sie sich für das Training mit dem Jacaranda® Ball entschieden haben.

Ein wunderbares, ganzheitliches Figur- und Gesundheitstraining, das zusätzlich alle Sinne belebt und unsere Achtsamkeit schult!

Treten Sie gerne beim Lesen dieses Buches und beim Training mit dem Jacaranda® Ball manchmal einige Schritte zurück, um sich selbst wahrzunehmen! Sie werden spüren, wie sich schon nach kurzer Zeit Ihr Körpergefühl verbessert.

Holen Sie sich aus dem Alltag ab, tanken Sie neue Energie, sammeln Sie Kraft und fühlen Sie sich nach dem Training rundherum wohl!

Gesundheit und Wohlbefinden ist kein fester Zustand, sondern ein System in Veränderung, das ständig neu ausbalanciert werden will.

Der Vergleich Mensch-Baum begleitet uns durch das gesamte Buch.

Bäume passen sich je nach Jahreszeit und Bodenbeschaffenheit den Gegebenheiten an und trotzen dabei noch Wind und Wetter. Durch das Training mit dem Jacaranda® Ball passen sich Körper und Geist ebenfalls den Anforderungen an und stehen anschließend geschmeidig, gelassen und stabil im Leben.

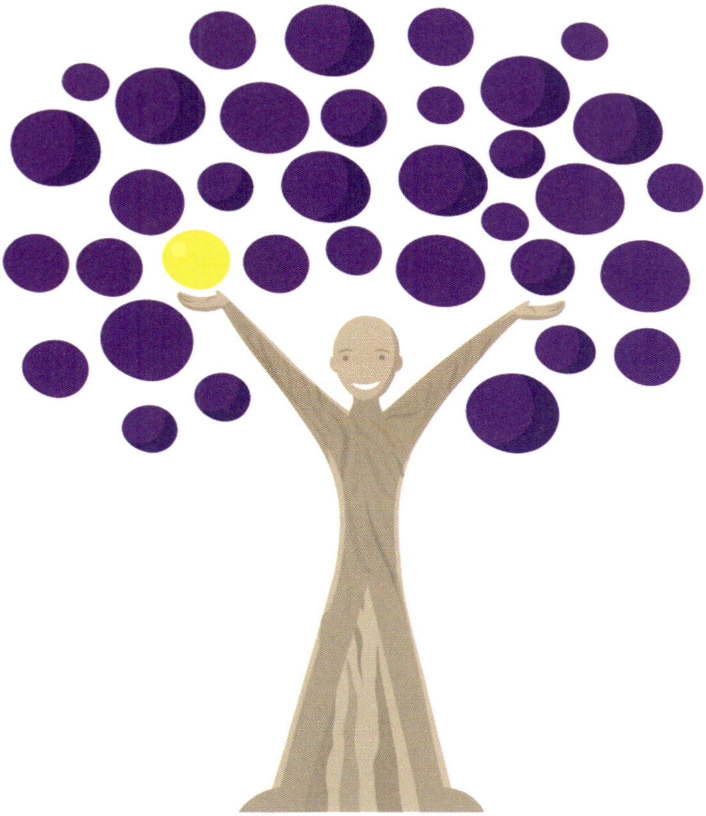

Bevor Sie mit dem Training beginnen, sehen Sie sich das Bild des Jacaranda-Baums an. Ein wunderschöner, blau-lila blühender Baum mit weit ausladenden Ästen. Sein Hauptverbreitungsgebiet ist Brasilien. Stellen Sie sich vor, Sie sind ein Baum. Die englische Übersetzung für *Baumstamm* ist *tree trunk*, unser *Rumpf* heißt übersetzt *trunk*. Die Äste sind Ihre Arme, die Wurzeln des Jacaranda-Baums Ihre Füße.

Mit diesem Bild im Kopf und einem Lächeln im Gesicht starten Sie nun Ihr Training.

Spüren Sie sich und bewegen Sie sich!

Ihre

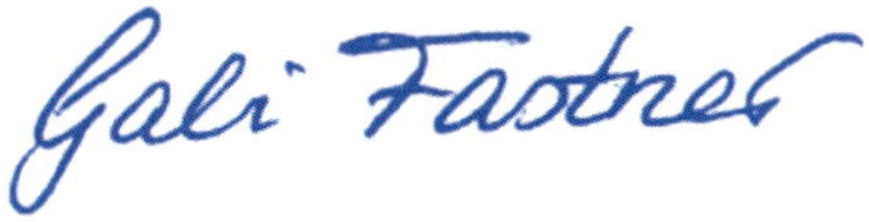

EINLEITUNG

Der Jacaranda® Ball wurde von der Firma TOGU, mit Sitz in Prien am Chiemsee, entwickelt und erfreut sich immer größerer Beliebtheit im Gesundheitssport und in der Therapie.

Das Halten, Bewegen und Kontrollieren des Balls mit seinem Gesamtgewicht von ca. 400 g und der rollenden Masse im Inneren des Balls fordert gleichzeitig alle sensiblen Sinne unseres Körpers.

Die Handhabung des Jacaranda® Balls ist zu vergleichen mit dem In-der-Hand-Halten einer mit etwas Flüssigkeit gefüllten Schale, wobei der Inhalt während eines Bewegungsablaufs stets in der Schale verbleiben soll.

Der Jacaranda® Ball ist einerseits so klein, damit er angenehm in einer Hand gehalten werden kann, ohne ihn fest greifen zu müssen, andererseits ist er so groß, um eine kleine Herausforderung für die Balance zu bieten.

Er kann sowohl als „normales" Trainingsgewicht bei Bewegungen mitgeführt werden als auch durch das Rotieren der Edelstahlkugeln als Tiefenmuskeltrainer des Rumpfs dienen. Durch die glatte Oberfläche schmiegt er sich wunderbar der Handinnenfläche an.

Eingesetzt wird der Jacaranda® Ball u. a. in Gruppenkursen, er dient als Heimtrainer, Therapiegerät oder auch auf Reisen bzw. im Büro als nützlicher Begleiter für Ihr Workout.

Physiotherapeuten nutzen den Jacaranda® Ball für ihre Beckenboden-, Schulter- oder Rückenpatienten.

In diesem Trainingsbuch lege ich großen Wert darauf, Ihnen die Wirkungsweise, Vielseitigkeit und die verschiedenen Einsatzmöglichkeiten des Jacaranda® Balls zu zeigen. Im Anschluss an einige Kapitel finden Sie Stundenbilder, um sofort mit dem Balltraining loslegen zu können!

Scheuen Sie nicht davor zurück, Teile der Stundenbilder untereinander zu kombinieren und Übungen auszutauschen. Gestalten Sie Ihre Kurse nach Ihren Vorstellungen und nach den Bedürfnissen Ihrer Teilnehmer!

Viel Spaß und Erfolg beim Training mit dem Jacaranda® Ball!

KAPITEL 1

Kapitel 1

1 Einführung

1.1 Materialkunde

Der Jacaranda® Ball macht aus einem Ball ein belebtes, belebendes und zugleich entspannendes Workout mit einer Vielzahl an Übungen.

Mit seinem Gesamtgewicht von ca. 400 g und den frei beweglichen Edelstahlkugeln im Inneren ist der Jacaranda® Ball besonders gelenkschonend im Training und fordert gleichzeitig viele Sinne unseres Körpers.

Technische Daten:

- → Maße = ca. 14 cm Durchmesser
- → Gewicht: ca. 400 g
- → Material: Ruton, Edelstahlkugeln, Wasser

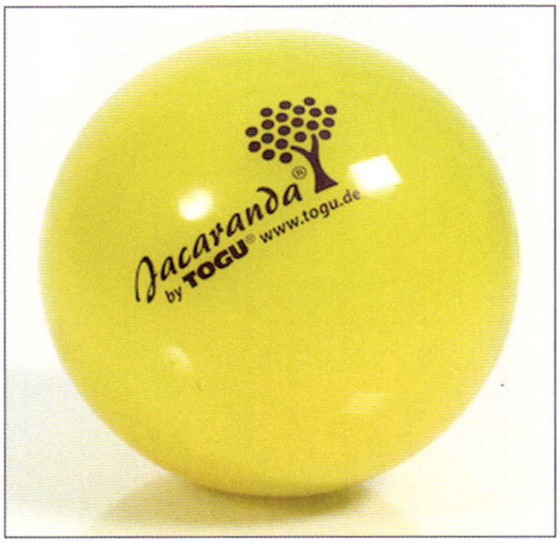

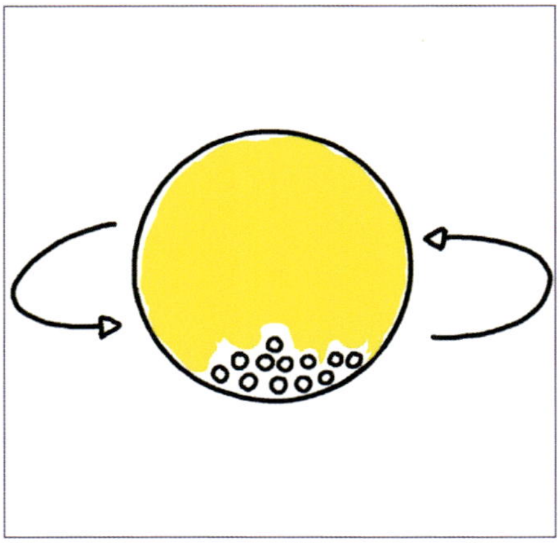

Edelstahlkugeln und Flüssigkeit im Inneren des Jacaranda® Balls

Der Deutsche Gymnastikbund e.V., DGymB, hat dem Jacaranda® Ball das Qualitätssiegel für Sport, Fitness und Gesundheit verliehen.

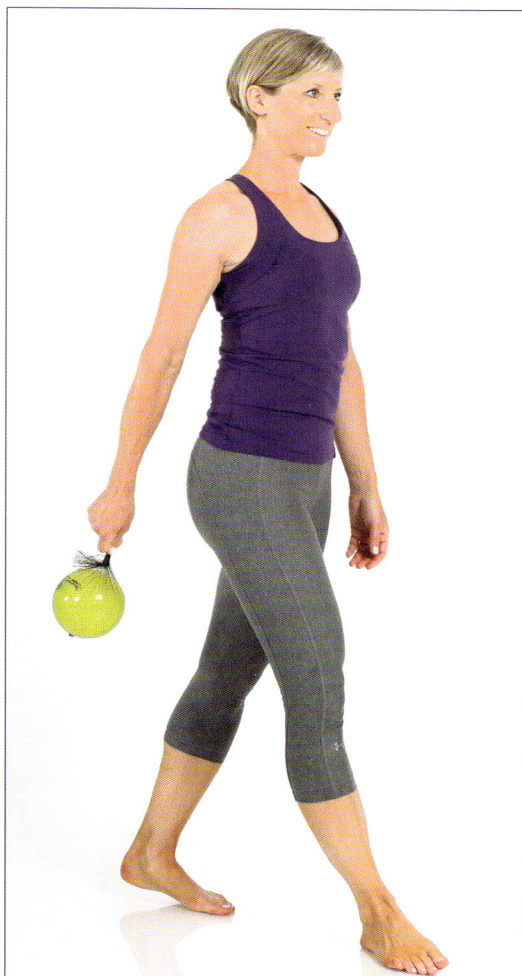

Die Lieferung des Jacaranda® Balls erfolgt in einem Netz.

1.2 Einsatzmöglichkeiten

Der Jacaranda® Ball erfreut sich in vielen Bewegungsbereichen großer Beliebtheit.

Durch seinen hohen Aufforderungscharakter motiviert der Ball beim ersten Kontakt sofort jeden Benutzer, in Bewegung zu kommen. Und was will man als Gymnastiklehrer, Übungsleiter oder Trainer mehr, als Menschen zu bewegen?

Seinen Einsatz findet der Jacaranda® Ball im betrieblichen Gesundheitsmanagement, in Group-Fitness-Kursen, wie Rückenkursen, in Yoga, in Pilates oder ganz einfach in Figurkursen, wie Bauch/Beine/Po. Auch Personal Trainer sind begeistert von seiner Vielseitigkeit und von seiner einfachen, selbsterklärenden Handhabung.

TIPP:

Legen Sie sich den Ball als „Briefbeschwerer" auf den Schreibtisch. Sie werden merken, wie Sie, „ohne es zu wollen", des Öfteren den Ball in die Hand nehmen und die Kugeln kreisen lassen. Schon zwei Minuten pro Stunde sind für die Rückengesundheit effektiver als lediglich eine Stunde Bewegung pro Tag!

Das ist machbar, oder?

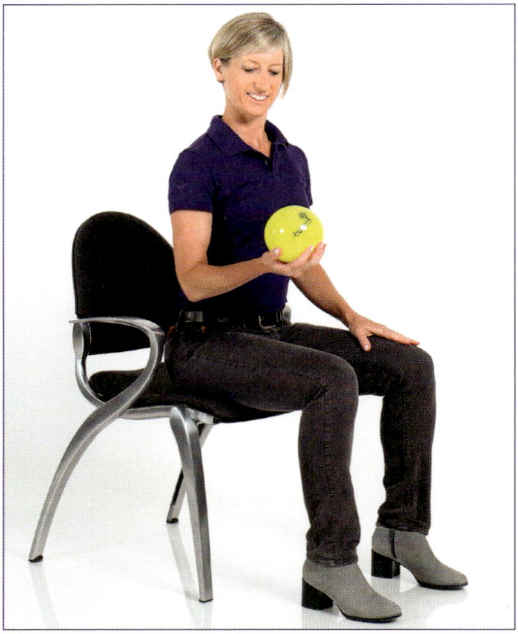

TIPP: Einfach zwischendurch kurz den Jacaranda® Ball rotieren, 10 Sekunden in die eine, dann in die andere Richtung! An den Seitenwechsel denken! Das erfrischt den Geist, macht wach, gibt Energie und stärkt die wichtigen Stabilisatoren des Rumpfs!

1.3 Methodisch-didaktische Hinweise

1.3.1 Handhabung

Halten, bewegen und kontrollieren Sie den Jacaranda® Ball in Ihrer Hand, indem Sie ihn locker und entspannt in einer Hand halten. Bei manchen Übungen wird der Ball auch mit beiden Händen locker gefasst, fast so, als ob Sie eine Schale mit Wasser in beiden Händen halten würden.

Das Rotieren der 12 Edelstahlkugeln im Inneren des Jacaranda® Balls erzeugt einen sanften, dumpfen Ton. Klirren die Kugeln im Inneren während der Bewegung, dann führt der Trainierende die Bewegung unkoordiniert aus. Sieht man genau hin, dann sieht man das Rotieren der Edelstahlkugeln durch die Oberfläche des Balls hindurch. Das Rotieren der Kugeln ist auch in der Handfläche zu spüren. Ein Trainieren mit vielen Sinnen also!

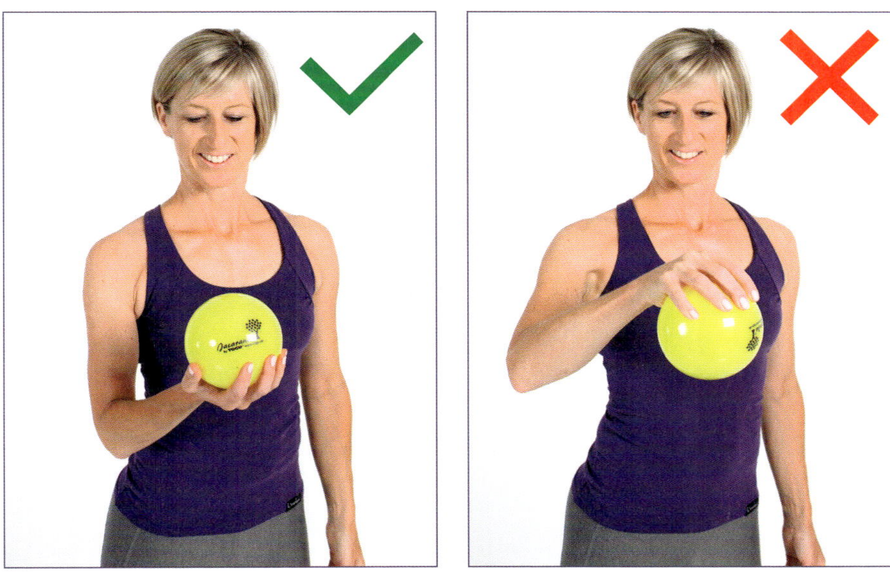

Der Jacaranda® Ball liegt angenehm in der Hand (den Jacaranda® Ball nicht greifen, denn dann rotieren wir die Schulter nach vorne! Sinn macht eine nach außen rotierte Schulter, entgegen der nach vorne gebeugten Alltagshaltung).

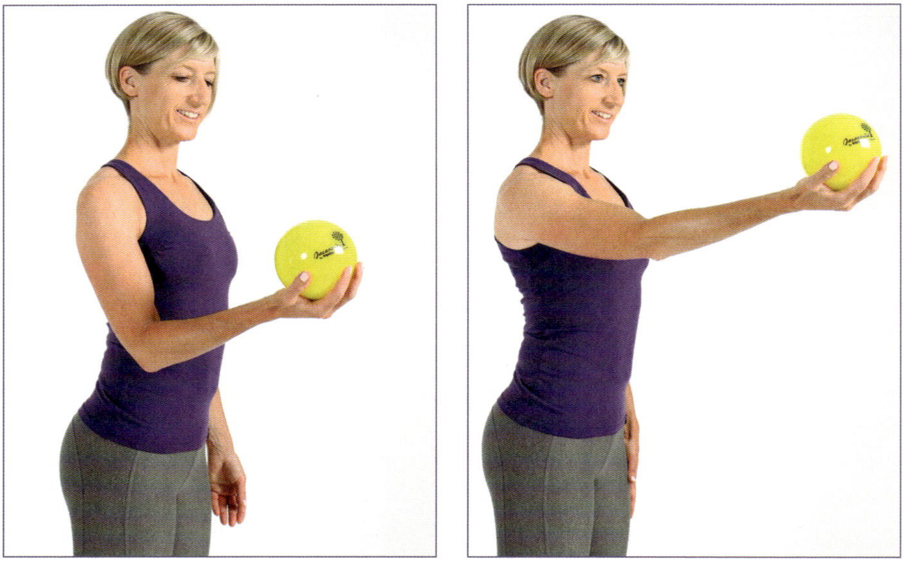

Eine körpernahe Bewegung ist leichter als eine körperferne Bewegung des Jacaranda® Balls.

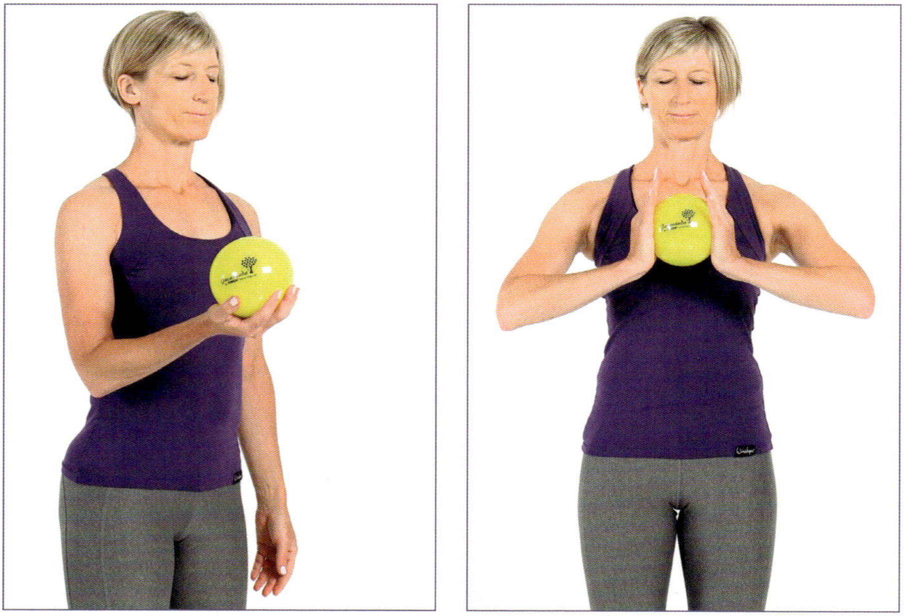

Schließen Sie während des Trainings auch einmal Ihre Augen, um die Wirkung des Jacaranda® Balls konzentriert zu spüren!

1.3.2 Wichtige Instruktionen

- Erklären Sie am Anfang des Kurses kurz die wichtigsten zu beachtenden Details der Trainingseinheit (zum Beispiel die Handhabung des Jacaranda® Balls oder den Schwerpunkt des heutigen Trainings).
- Erarbeiten Sie mit den Teilnehmern zu Beginn eine korrekte, aufrechte, dennoch entspannte Haltung!
  Das Brustbein heben, den Schultergürtel entspannen, den Bauchnabel sanft nach innen ziehen (Aktivierung des M. transversus), den Beckenboden sanft nach innen oben ziehen, die Knie sind durchlässig, Drei-Punkte-Belastung der Füße (Großzehenballen, Kleinzehenballen, Ferse).
- Wählen Sie relativ einfache Ausgangspositionen für die Übungen.
- Am Beginn jeder Kursstunde steht die *Körperwahrnehmung*, das ist wichtig, um die Teilnehmer aus ihrem Alltag abzuholen und die Auswirkungen des Jacaranda® Balls schon vor dem Training bewusst wahrzunehmen. Rotieren Sie den Ball körpernah, körperfern, mit der rechten und linken Hand und rechts- und linksherum. Merken die Teilnehmer einen Unterschied in der Koordination rechts und links?
- Lassen Sie bekannte Übungen mit dem Jacaranda® Ball zu neuen Herausforderungen für Körper und Geist werden.
- Erklären Sie den Sinn und Zweck der jeweiligen Übung, denn mentales Üben steigert den Erfolg des Ergebnisses!
- Versuchen Sie, die Übergänge zwischen den einzelnen Bewegungen „rund" zu gestalten! Denn im Fluss können wir unseren Körper optimal durchsaften (siehe Vergleich Baum-Mensch).
- Die *Mini-Rotationen* mit dem Jacaranda® Ball 10-30 Sekunden lang ausführen, dann eine Pause von ca. 60 Sekunden durchführen.
- Beenden Sie die Kursstunde mit einem Nachspüren der trainierten Körperpartien und der aufrechten Haltung.
- Lächeln Sie und vermitteln Sie Spaß an der Bewegung!

1.4 Koordination

Um zu handeln, um sich zu bewegen, ist es wichtig, das Zentralnervensystem mit der Muskulatur richtig zu verlinken.

Vom Zentralnervensystem im Gehirn geht also die Abstimmung innerhalb eines Muskels oder zwischen mehreren Muskeln aus (*intra-* und *intermuskuläre* Koordination), diese Abstimmung nennt man *Koordination.*

Je ausgeprägter diese Koordination ist, umso sicherer und gezielter sind unsere Bewegungen, unser Gang und somit auch unser Erscheinungsbild!

Bewegt man sich zu wenig oder zu einseitig, führt das zu Störungen bis hin zum teilweisen Verlust von koordinativen Fähigkeiten.

Bei plötzlich auftretenden Ereignissen, wie dem Ausrutschen im Winter, zeigt sich, wie gut die Koordinationsfähigkeit ausgeprägt ist.

Nur eine gut funktionierende Koordination ermöglicht ein rechtzeitiges Reagieren und verhindert Verletzungen. Man spricht auch von einer guten muskulären Balance, wenn sich Muskeln in der richtigen Reihenfolge und früh genug aktivieren. Knochen und Gelenke werden somit geschützt. Abnutzungserscheinungen können vermieden werden, einer möglichen Arthrose wird vorgebeugt.

Koordination ist also das harmonische Zusammenspiel der Stabilisatoren und Beweger, angepasst an die jeweilige Situation.

Durch die eindeutige Evidenzlage sensomotorischen Trainings ist es sinnvoll, neue, aber auch bestehende Übungen so zu variieren, dass der Körper vor „neue" Herausforderungen gestellt wird.

Eine Übung wird erschwert durch das Irritieren der Sinne (siehe Exkurs *Sensomotorisches Training* in Kap. 1.4.2). Ziel der Übungen ist eine verringerte Verletzungsanfälligkeit beim Sport, eine erhöhte Gelenkstabilität sowie verkürzte Reaktionszeiten, das heißt schnellere Ansteuerung der Stabilisatoren des Rumpfs (insbesondere mit dem Jacaranda® Ball).

1.4.1 Muskulatur des Rumpfs

Lokale Stabilisatoren

→ M. multifidus
→ M. transversus abdominis
→ Anteile des Zwerchfells
→ Anteile der Beckenbodenmuskulatur

- Schutz der Wirbelsäule
- Formgebung der Taille

Globale Stabilisatoren

→ M. obliquus internus
→ Äußere Anteile des M. multifidus
→ Tiefe Anteile des M. spinalis

- Aufbau der Haltung
- Kontrolle der Bewegung
- Kontrolle der Rotation

Globale Mobilisatoren

→ M. rectus abdominis
→ M. obliquus externus
→ M. quadratus lumborum
→ M. iliocostalis
→ M. longissimus

- Full Range of Motion
- Bewegen von Lasten

(nach Hodges & Richardson, 1996)

DAS LOKALE SYSTEM STABILISIERT, DAS GLOBALE SYSTEM BEWEGT!

Die Stabilisatoren

Um die tiefen Muskelschichten des Rumpfs, die sogenannten *Stabilisatoren*, anzusprechen, bedarf es *Mini-Rotationen*, das heißt, Reize müssen gesetzt werden, durch die die Muskulatur (die normalerweise nur unwillkürlich reagiert) zum Anspannen aufgefordert wird.

Um diese *Mini-Rotationen* herbeizuführen, rotieren wir die Kugeln im Inneren des Balls, um minimale Bewegungen in den Gelenken hervorzurufen, die dann ein Aktivieren der Stabilisatoren zur Folge haben.

Die *Stabilisatoren* werden angesteuert bei Übungen:

- mit geringer Intensität, minimaler Bewegungsamplitude, minimaler Bewegung in den Gelenksystemen. Sie werden aktiv beim Einsatz von weniger als 30 % der individuellen Maximalkraft: also durch ein sanftes Rotieren der Edelstahlkugeln und der Flüssigkeit im Inneren des Jacaranda® Balls (ich nenne diese minimalen Bewegungen *Mini-Rotationen*).
- mit isometrischer Anspannung. Das sind vor allem Übungen der Konzentration, der Körperwahrnehmung und der Koordination.

Stellen Sie sich diese Muskelgruppe vor wie eine volle Getränkedose. Wir können uns problemlos auf eine gefüllte Getränkedose stellen. Sie hält unserem Gewicht stand!

Doch ist die Dose nur halb voll, dann ist sie instabil. Stellen Sie sich vor, auf so eine instabile Dose zu treten... Wahrscheinlich würde sie einknicken und unserem Körpergewicht nicht standhalten. Ähnlich verhält sich unser Körper. Besteht ein muskuläres Ungleichgewicht oder eine Fehlhaltung, dann ist unser Rumpf instabil und verletzungsanfällig. Ist die Muskulatur jedoch ausgewogen, funktioniert die Koordination zwischen den oberflächlichen und tiefen Muskelschichten, dann bleibt der Rücken gesund, wir bewegen uns aufrecht und jugendlich!

Vergleichen wir die Muskelschichten unseres Rumpfs wieder mit dem Aufbau eines Baums, dann ähneln diese einzelnen Muskelschichten den Jahresringen eines Baumstamms. Diese Jahresringe entstehen durch die klimatischen Veränderungen im Jahresverlauf. Im Winter wenig Wasser und deshalb auch wenig Wachstum, das sind die dunklen Ringe (diese sind schmaler, aber stabiler und härter). Im Sommer sind die Ringe heller und breiter, was für mehr Volumen sorgt und dadurch auch zur Stabilität beiträgt. Wie unser Körper sich auch mit unterschiedlicher Muskelbeschaffenheit, strapazierfähigem Sehnen- und Bänderapparat und fester Knochenstruktur an regelmäßige Trainingsreize anpasst.

Die Mobilisatoren

Die oberflächliche und meist sichtbare Muskulatur, die ***Mobilisatoren****, hat eine bewegende Wirkung auf die Gelenke und wird ab einer Intensität von 30 % der individuellen Maximalkraft trainiert (ich nenne sie* ***Beweger****).*

Vor dem Training der oberflächlichen Schichten sollte die Wahrnehmung und Konzentration auf das Aktivieren der tiefen Muskelschichten gelenkt werden!

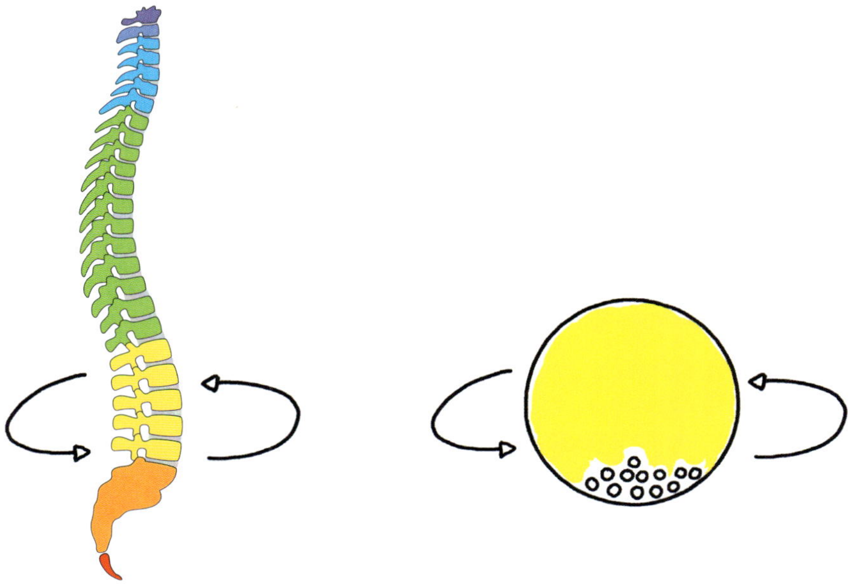

Das Rotieren der Kugeln und der Flüssigkeit im Inneren des Jacaranda® Balls bewirkt eine minimale Bewegung der Gelenksysteme der Wirbelsäule. Dann erfolgt ein Anspannen der kleinen, stabilisierenden Muskeln rund um die Wirbelsäule, des tiefen, queren Bauchmuskels und der Beckenbodenmuskulatur.

Der Einsatz der Beckenbodenmuskulatur bewirkt eine Verkettung von folgenden Muskelgruppen: tiefe Stabilisatoren, tiefer, querer Bauchmuskel, tiefe Fasern des Rückenstreckers, Adduktoren an der Oberschenkelinnenseite, ischiokrurale Muskulatur an der Rückseite der Oberschenkel, M. piriformis als Außenrotator, Hüftbeuger, Zwerchfell, Fixatoren des Schultergürtels, Halsmuskulatur, Kaumuskel (verändert nach „Gymnastik für den Beckenboden", Ulla Häflinger, Meyer & Meyer Verlag, 1999, Aachen, S. 26).

Diese *Mini-Rotationen* sollten 10-30 Sekunden andauern.

Entscheiden Sie je nach Übungsausführung (körpernah-leichter, körperfern-schwieriger, am Körper-leichter, über dem Kopf-schwieriger) und Level Ihrer Teilnehmer.

Überfordern wir die Kraft der Stabilisatoren, dann werden reflektorisch die Beweger aktiviert. Das hat eine Hemmung der Stabilisatoren zur Folge.

Nach diesen 10-30 Sekunden langen *Mini-Rotationen* folgt eine Pause des Stabilisatorentrainings von ca. eine Minute. Währenddessen können die Beweger trainiert werden.

Darauf folgt dann eine weitere Sequenz des Stabilisatorentrainings. Wenn Sie möchten, auch noch einmal ein Training der Beweger.

1.4.2 Sensomotorisches Training – koordinatives Krafttraining

Unterschieden wird im koordinativen Training laut Dirk Hübel (Health & Fitness Academy, www.hfacademy.de) in ein:

- *sensomotorisches Training* und in ein
- *koordinatives Krafttraining.*

Das *sensomotorische Training* verbessert und ökonomisiert das Zusammenspiel multirezeptorischer Systeme und beeinflusst dadurch unsere Wahrnehmungsfähigkeit und die Qualität der Bewegung:

- Erhöhung der Bewegungseffizienz,
- Erhöhung der Bewegungssicherheit,
- Verkürzung von Reaktionszeiten,
- Verbesserung der Körperwahrnehmung,
- exaktere Zusammenarbeit mehrerer Muskeln sowie
- Verbesserung der muskulären Ansteuerung/Innervation.

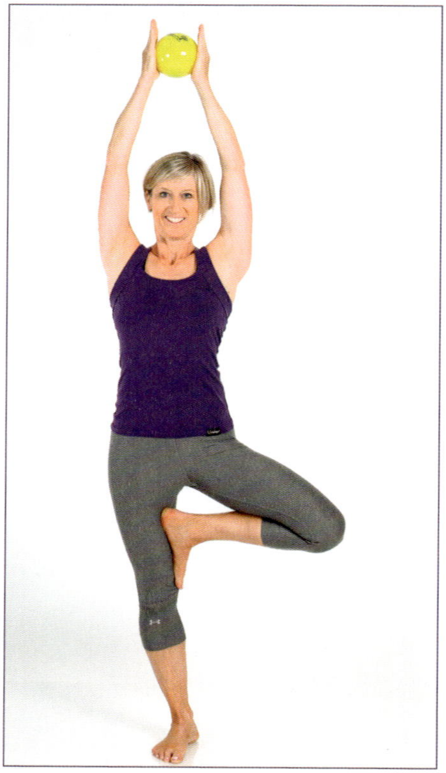

PROPRIOZEPTIV-SENSOMOTORISCHES TRAINING

Ausgangsposition: Einbeinstand.

Übungsausführung: Den angehobenen Fuß an der Oberschenkelinnenseite abstützen. Nun den Jacaranda® Ball über dem Kopf halten und 10 Sekunden lang in die eine, dann in die andere Richtung rotieren.

Zu beachten!

- *Mini-Rotationen* nicht länger als 30 Sekunden ausführen, da sonst die oberflächlichen Muskelschichten die tiefen Schichten hemmen, anzuspannen.
- Den Körper mit Reizen *(Mini-Rotationen)* herausfordern, aber nicht überfordern.

Exkurs

Sensomotorisches Training (= Wahrnehmen von Reizen und darauf reagieren) ist ein Training, das unsere Wahrnehmungsrezeptoren schult und aktiviert.

Ein Training, das im Alltag meist zu kurz kommt, aber sehr wichtig ist für die Koordination der tiefen und oberflächlichen Muskelschichten.

Reaktives Anspannen der tiefen Schichten, der Stabilisatoren, vor den oberflächlichen Bewegern ist wichtig, um Gelenke zu stützen und zu schützen.

Wann sind Sie das letzte Mal über einen Baumstamm balanciert? Putzen Sie freihändig Ihre Zähne oder halten Sie sich am Waschbecken fest?

Menschen sind gerne bequem und stützen sich ab oder halten sich fest, um nicht aus dem Gleichgewicht gebracht zu werden! Dadurch verlieren die Stabilisatoren des Rumpfs ihre Fähigkeit, schnell zu reagieren. Millisekunden vor der eigentlichen Bewegung spannen diese tiefen Schichten der Rumpfmuskulatur sich an, stabilisieren und schützen unsere Gelenke.

Wir schützen uns vor Abnutzungserscheinungen, beugen Arthrose vor und schützen uns vor Verletzungen.

Fühlen wir uns mit einer *Mini-Rotation* nicht herausgefordert, sollte ein schwieriger Reiz gesetzt werden.

Das geschieht, indem wir einen oder mehrere der folgenden Analysatoren ablenken, um die übrigen Analysatoren zu fordern:

- *optischer* Analysator (die Augen bewegen nach oben/unten/rechts/links, ein Auge schließen, den Jacaranda® Ball mit den Augen verfolgen …);
- *akustischer* Analysator (eine Bewegung im Rhythmus der Musik ausführen, das Geräusch während des Rotierens des Jacaranda® Balls wahrnehmen …);
- *vestibulärer* Analysator (Einbeinstand, Drehungen einbauen, den Jacaranda® Ball rotieren …);
- *taktiler* Analysator (Massage, die Oberflächenbeschaffenheit wahrnehmen …);
- *kinästhetischer* Analysator (eine Bewegung mit geschlossenen Augen ausführen, den Jacaranda® Ball mit seinen 400 g bewegen …).

Das *koordinative Krafttraining* als Variante des Krafttrainings (der Muskelermüdung) wirkt neben der Kraftsteigerung sehr stark auf eine qualitativ hochwertige Zusammenarbeit verschiedener Muskeln bzw. Muskelschlingen und wirkt dadurch positiv auf:

- → die Sicherheit beim Bewegen, Halten und Kontrollieren des eigenen Körpers und/oder von Gegenständen;
- → realitätsnahe Muskelkräftigung für komplexe Aufgaben im Alltag und beim Sport;
- → Ökonomisierung für ähnliche Bewegungen, die im Alltag ohne „Störung" ausgeführt werden (zum Beispiel: Kniebeuge im Training auf labilem Untergrund, im Alltag auf festem Untergrund stehen und etwas vom Boden aufheben);
- → optimale intermuskuläre Zusammenarbeit sowie
- → einen erhöhten Energieverbrauch während der Übung.

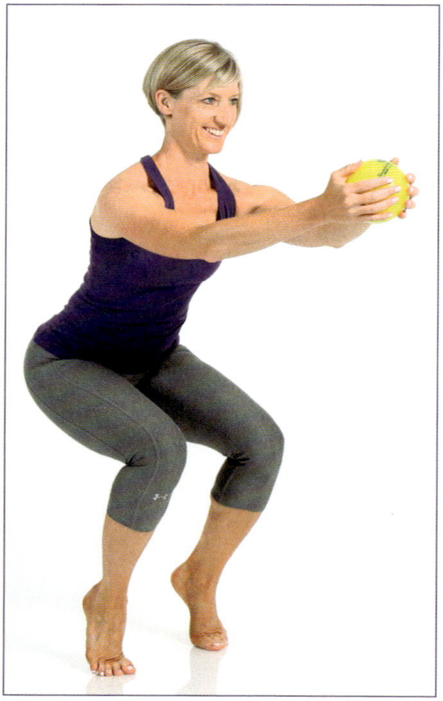

KOORDINATIVES KRAFTTRAINING

Übungsausführung: Eine Kniebeuge mit abgehobenen Fersen ausführen. Dabei den Jacaranda® Ball 10 Sekunden in die eine, dann in die andere Richtung rotieren.

Zu beachten!

- → Die Übung in ihrer Ausführung sollte korrekt ausgeführt werden können, bevor die Zusatzaufgabe (zum Beispiel den Jacaranda® Ball rotieren) gestellt wird.
- → 1-3 Sätze pro Übung, 1-3 Übungen pro Muskel
- → Belastungsdauer: 30-90 Sekunden
- → Pause zwischen den Sätzen: ca. eine Minute

I

KAPITEL 2

Kapitel 2

2 Der Jacaranda-Baum-Mensch

Der Baum ist ein wunderbares Bild für unseren Körper. Er besitzt viele Eigenschaften, die denen eines gesunden menschlichen Körpers gleichen.

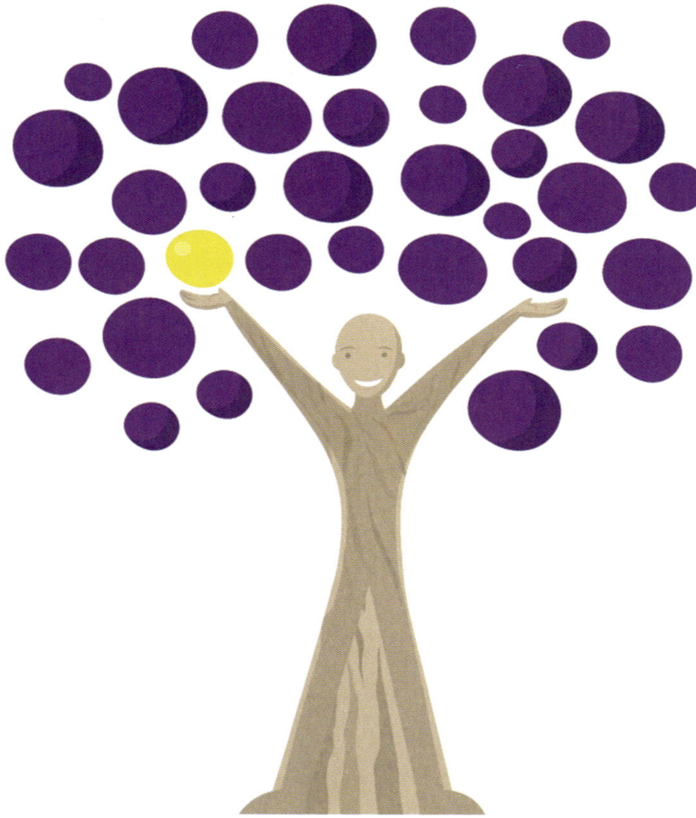

Arbeiten Sie mit Bildern. Bilder verbessern unsere Eigenwahrnehmung!

2.1 Biegsam

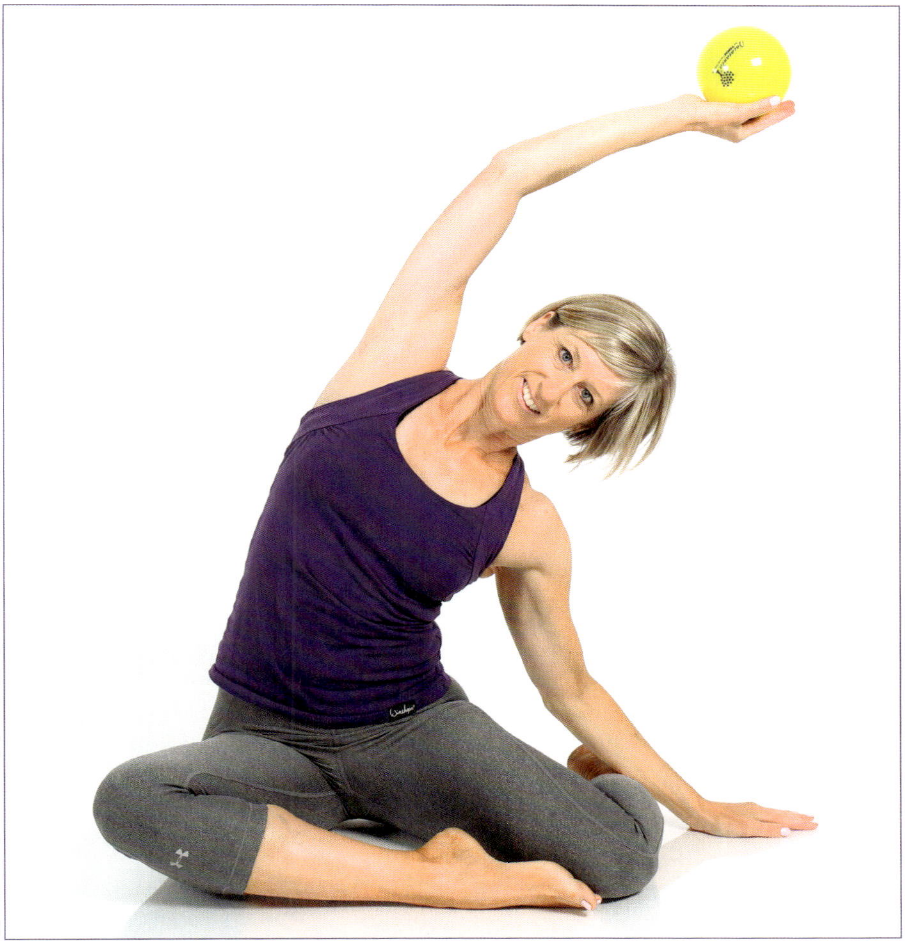

Sich biegen und wiegen im Wind, ohne dabei zu brechen!

So sollte die Beschaffenheit eines Baums sein: vergleichbar mit der Elastizität und Beweglichkeit unseres Körpers.

Verantwortlich dafür, wie elastisch und biegsam unser Körper ist, ist unser Fasziensystem. Hierbei handelt es sich um ein Bindegewebsgeflecht, das unseren ganzen Körper durchdringt.

Faszien wachsen mit ihren Aufgaben. Je unterschiedlicher sie gefordert werden, desto stabiler sind sie einerseits, andererseits werden sie aber auch elastischer. Sie sollen uns im Alltag und beim Sport unterstützen.

Wollen wir das erreichen, dann müssen wir zielorientiert üben, denn: „Wir ernten nur das, was wir auch pflanzen."

Stellen Sie sich einen Baum in einem dicht bewachsenen Wald vor. Würde eines Tages der ganze übrige Wald um ihn herum abgeholzt werden und nur noch dieser eine Baum stehen bleiben, könnte er dem nächsten Windstoß elastisch und biegsam trotzen? Höchstwahrscheinlich nicht. Er würde umknicken, da er sich nie an äußere Gegebenheiten anpassen musste. Er konnte sich immer an die anderen Bäume „anlehnen" und starker Wind und Böen haben ihn vorher nie erreicht.

Wächst ein Baum auf freiem Feld, ist er von Anfang an dem Wind „ausgeliefert" und muss sich selbst stabilisieren.

Genau wie unser Körper lernen sollte, sich selbst zu stabilisieren und aufrecht zu halten! Eine lebenslange Aufgabe!

Das geschieht nicht von heute auf morgen, dazu braucht es etwas Geduld!

Regelmäßige, abwechslungsreiche Trainingseinheiten sind deshalb wichtig!

Wie erreichen wir diese Elastizität?

- → Orientieren Sie sich beim Bewegen an den myofaszialen Leitbahnen.
- → Probieren Sie spielerisch verschiedenste Positionen und deren Dehnspannungen aus.
- → Üben Sie dynamisch (im schnellen und langsamen Tempo, wechseln Sie ab).
- → Üben Sie mit Genuss und Leichtigkeit.

2.2 Stabil

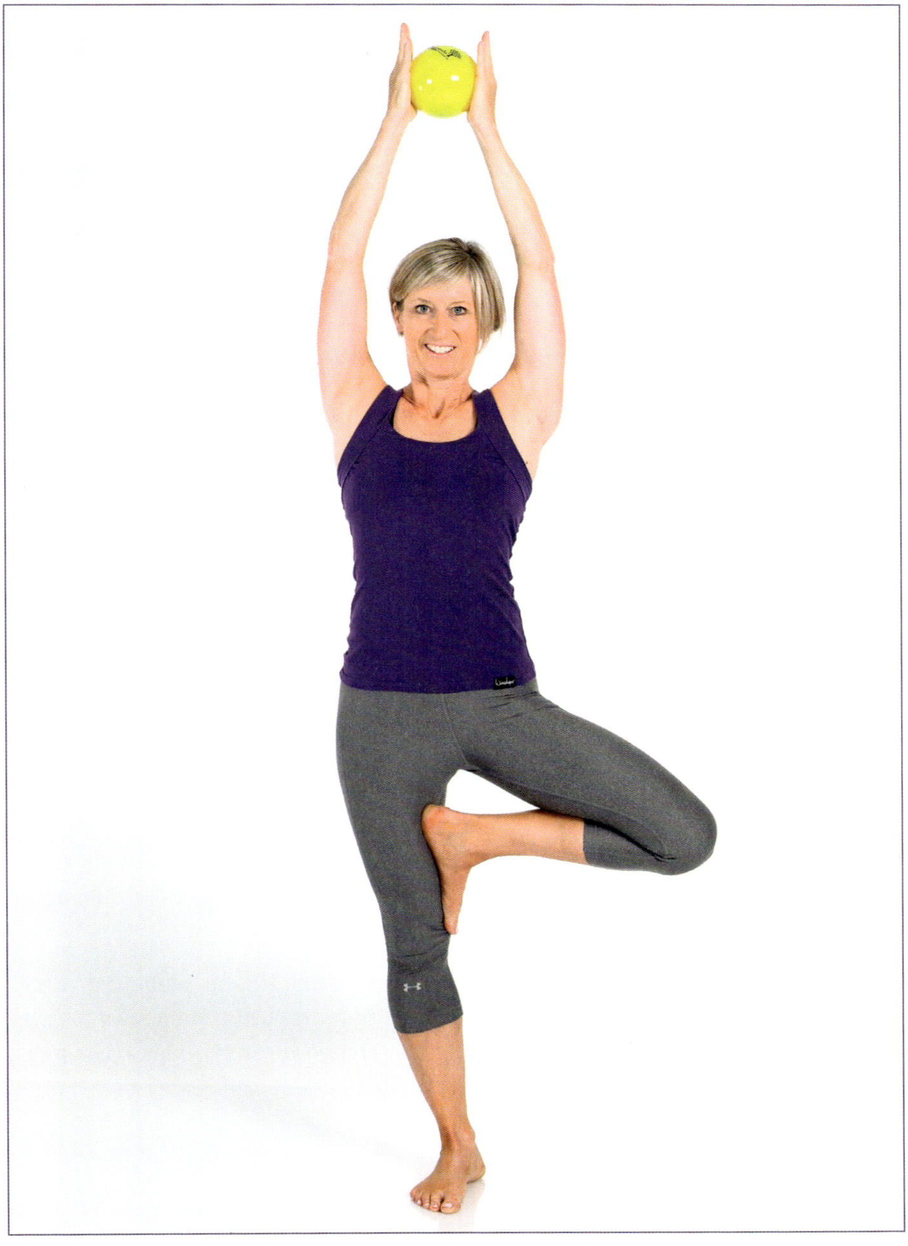

Stabil, verwurzelt und aufrecht wie ein Baum. So sollte die Beschaffenheit unseres Körpers sein.

Ein Baum ist umso stabiler, je „trainierter" er ist. Je mehr er täglich Umwelteinflüssen, wie Wind, Schneelast, weichem/instabilem Untergrund,... ausgesetzt ist, desto stabiler ist er.

„GESCHMEIDIGE WURZELN FÜR DEINEN ALLTAG"

Bei einem Baum bestimmen die äußeren Umstände die Beschaffenheit der Wurzeln. Benötigt der Baum eher weit ausladende Wurzeln, wie etwa auf weichem, sandigem Boden, oder wurzelt der Baum tief, um an das tief im Erdreich liegende Grundwasser zu gelangen?

Die Umweltgegebenheiten zwingen den Baum dazu, sich anzupassen, um stabil zu stehen und zu überleben.

Die Stabilität durch das Wurzelwerk ist meist unsichtbar, genau wie die Stabilität des Körpers durch die tiefen Schichten der Muskulatur, die auch nicht von außen sichtbar sind: die sogenannten *Stabilisatoren*. Ebenso wie die Fähigkeit unseres Körpers, sich an Gegebenheiten anzupassen. Das heißt, durch Herausforderungen, sei es im Training oder im Alltag, seine Stabilisatoren zu stärken und die Koordination, diese unwillkürlich zu aktivieren, zu schulen.

Unserem Körper fehlen die Wurzeln, die uns mit dem Boden fest verankern (wir besitzen „nur" die verhältnismäßig kleinen Füße), der Körper schafft Stabilität durch seine dynamische Gleichgewichtsfähigkeit.

Diese Gleichgewichtsfähigkeit muss unbedingt trainiert werden. Im Alltag sind wir gerne bequem und bringen uns sehr selten aus der Balance. Denken Sie einmal an Situationen, wie zum Beispiel das Zähneputzen, oder an das Busfahren, oder ganz einfach an die Situation, sich mit jemandem im Stehen zu unterhalten. Gerne halten wir uns irgendwo fest, lehnen uns an eine Wand an, um nicht aus der Balance zu kommen.

Stehen wir instabil, dann ist unser Körper gefordert, stabil zu sein. Stehen wir stabil, dann ermöglichen wir es unserem Körper, labil zu sein. Das heißt, stehen wir instabil, dann müssen unsere Stabilisatoren aktiv werden, stehen wir stabil, dann können sich unsere Stabilisatoren ausruhen. Und das ist natürlich bequemer.

TIPP

Bringen Sie sich so oft wie möglich aus dem Gleichgewicht (z. B. auf einem Bein die Zähne putzen)!

2.3 Anpassungsfähig

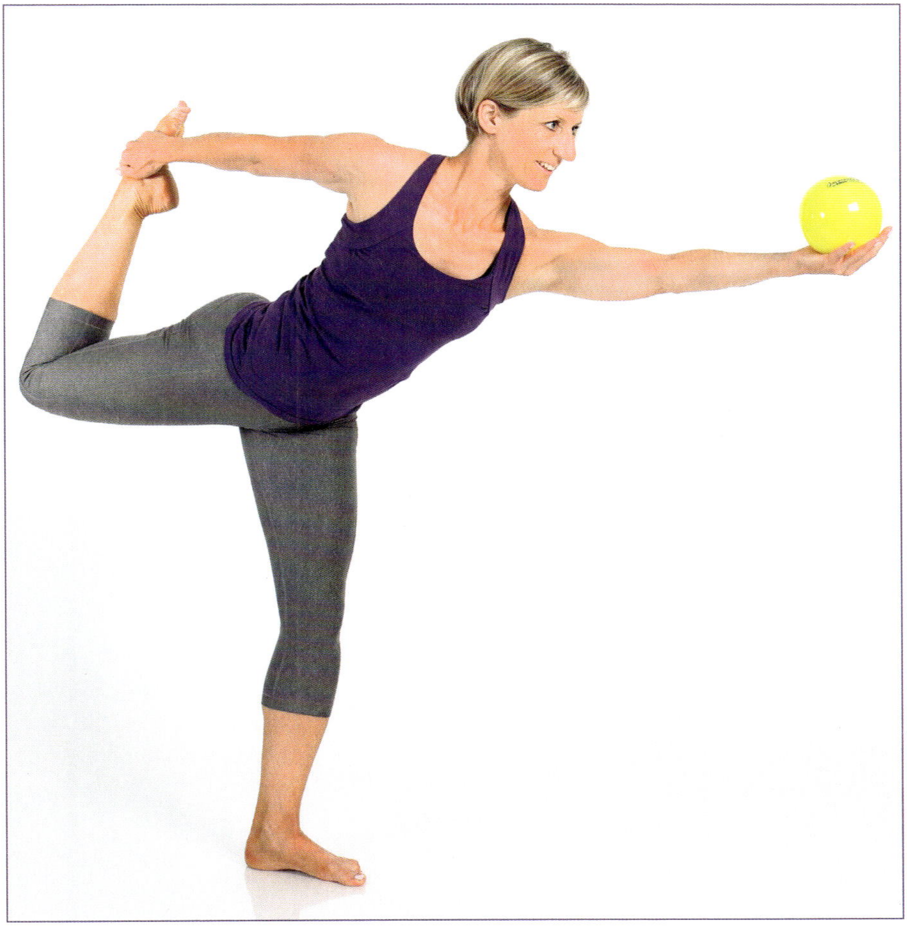

Stabil auf einem Bein stehen und den Jacaranda® Ball bewegen, ganz ohne zu wackeln, das funktioniert nicht auf Anhieb!

Haben Sie schon einmal einen Baum in eine neue Umgebung verpflanzt? Passt sich dieser Baum von heute auf morgen der neuen Umgebung an? Nein, natürlich nicht!

Genau wie der Mensch benötigt der Baum Zeit, um sich auf neue Gegebenheiten/ Reize einzustellen.

Steht ein Baum geschützt inmitten mehrerer Bäume, muss er sich nicht viel selbst stabilisieren und ist dem Wind nicht so ausgeliefert, wie ein Baum, der auf freiem Feld wächst.

Wird dieser „untrainierte“ Baum dann umgepflanzt und steht allein, dann dauert es lange, bis er ohne zusätzliche Stütze dem Wind standhalten kann.

Genauso verhält es sich auch mit unserem Körper. Fordern wir unseren Körper selten, dann verkümmert die Fähigkeit, sich selbst zu stabilisieren, wir werden unbeweglich und steif.

„ALLES, WAS WIR NICHT MEHR TUN, TUN WIR NIE MEHR.“

Das gilt auch für unser träges System, den Körper. Üben wir nie mehr, was wir im Alltag benötigen, dann bauen wir ab, was wir nicht mehr benötigen. Umgekehrt baut sich aber auch das genau auf, was wir belasten und nutzen!

Variationen unterschiedlichster Bewegungen führen dazu, dass sich unser Gewebe in verschiedene Richtungen anpasst. So können wir bei neuartigen, plötzlichen Bewegungen reagieren und schützen uns vor Verletzungen und Abnutzungserscheinungen.

Setzen wir also regelmäßig unterschiedlichste Bewegungsreize, dann ist die Muskulatur, unser Fasziensystem, sind die Gelenke und Knochen und das Gehirn gezwungen, sich anzupassen.

Bäume wachsen langsam und leise! Unbemerkt für uns Menschen passen sie sich der Umgebung an. Reize müssen also nicht „laut“ oder unglaublich herausfordernd sein, damit unser Körper lernt und mit seinen Aufgaben „wächst“! Es sind die vielen kleinen, täglichen Anpassungen und Trainingsreize, die zu einem schmerzfreien, gesunden und wohlgeformten Körper bis ins hohe Alter führen.

Vorsicht!

Ein Training, das den Körper überfordert, führt oft zu Überlastungsschäden, Entzündungen oder Verletzungen.

Wollten wir hier wieder den Vergleich Baum-Mensch anführen, dann denken wir an einen Orkan oder an einen von sehr viel Regen aufgeweichten Untergrund. In beiden Fällen wird der Baum sicherlich Schaden nehmen!

2.4 Durchsaftet

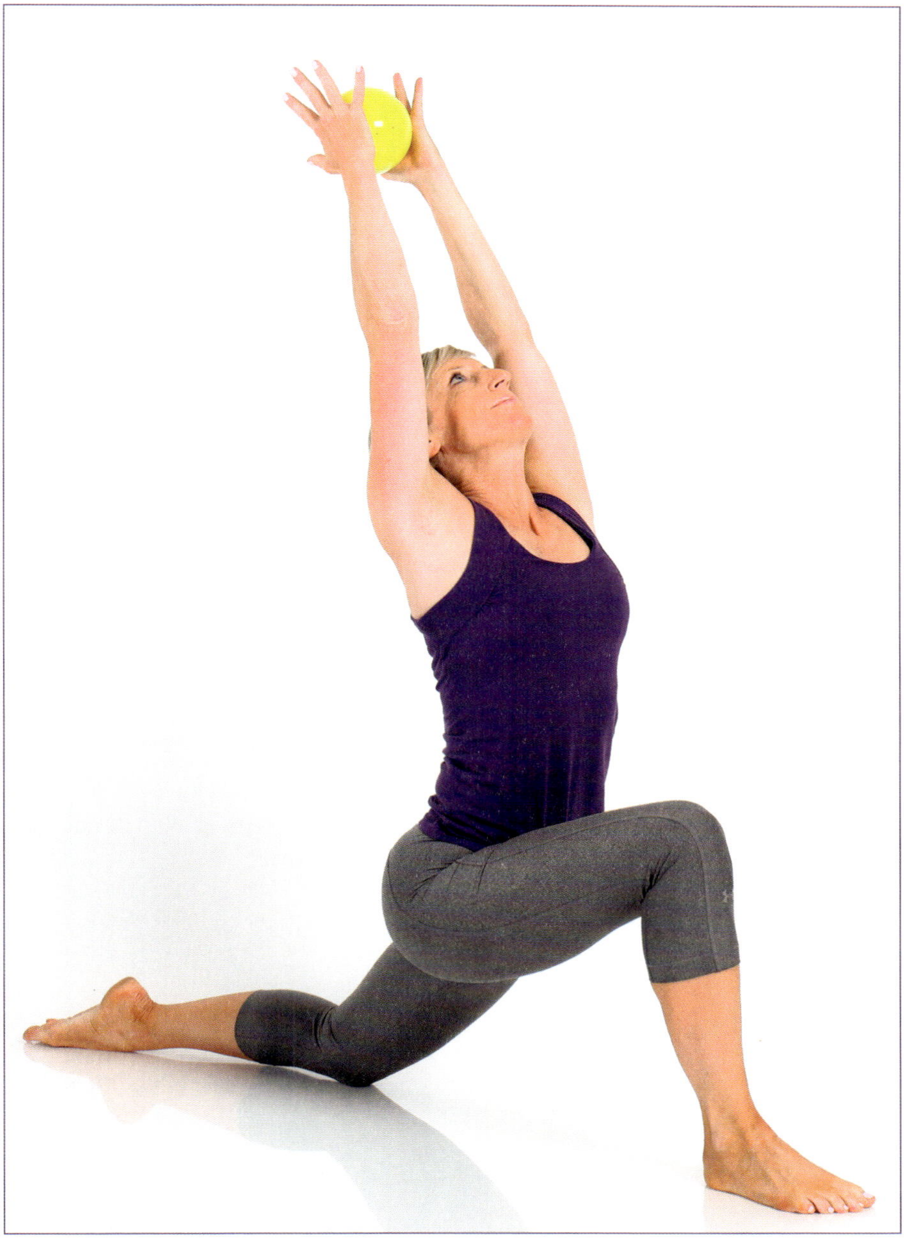

Sich weich, fließend und geschmeidig zu bewegen, das durchsaftet unser Gewebe, ähnlich wie ein Baum durchsaftet ist mit Wasser.

Vergleichbar mit den Adern im Blatt eines Baums und der Kapillarwirkung der Rinde (Übrigens so transportiert ein Baum am Tag zwischen 10 und 100 l Wasser von den Wurzeln hinauf zu den Blättern!), wird unser Körper, mittels der Matrix innerhalb des Fasziengewebes, mit Nährstoffen, z. B. mit Wasser, versorgt.

Gesunde Faszien sind saftig, weich, flexibel und elastisch. Unsere Gewebeschichten gleiten dann widerstandslos gegeneinander.

Bewegen wir uns nicht, dann ist diese Flüssigkeit innerhalb der Faszien (die sogenannte *Matrix*) fest, vergleichbar mit Butter, die man aus dem Kühlschrank nimmt.

Wenn wir anfangen, uns zu bewegen wird diese Matrix wärmer und somit auch flüssiger (wie Butter, die auf dem Ofen steht). Wir fühlen uns geschmeidiger, nicht mehr so steif und bekommen immer mehr Lust, uns zu bewegen.

Vielleicht kennen Sie dieses Gefühl vor und nach einem Aufwärmtraining?

Ist dieser Fluss der Matrix behindert durch Krankheit oder zu wenig Bewegung, dann wird diese Matrix dickflüssiger, was zur Folge hat, dass Stoffwechselendprodukte nicht mehr ausgeschieden werden können.

Denn diese Grundmatrix sorgt einerseits für den Transport von Nährstoffen in die Zellen, andererseits sorgt sie dafür, dass Abfallprodukte und Krankheitserreger abtransportiert werden.

Also: Je flüssiger die Matrix ist, umso besser funktioniert unser Immunsystem und umso elastischer ist unser Gewebe. Denn wichtig für die Beweglichkeit ist die Möglichkeit der bindegewebigen Verschiebbarkeit. Diese ist nur gegeben, wenn der Flüssigkeitsanteil des Gewebes ausreichend ist.

Das erreichen wir mit variantenreichen, fließenden Bewegungen in allen Bewegungsebenen und allen Bewegungsmöglichkeiten unserer Gelenke!

II

KAPITEL 3

Kapitel 3

3 Stundenbilder

3.1 Vier Jahreszeiten

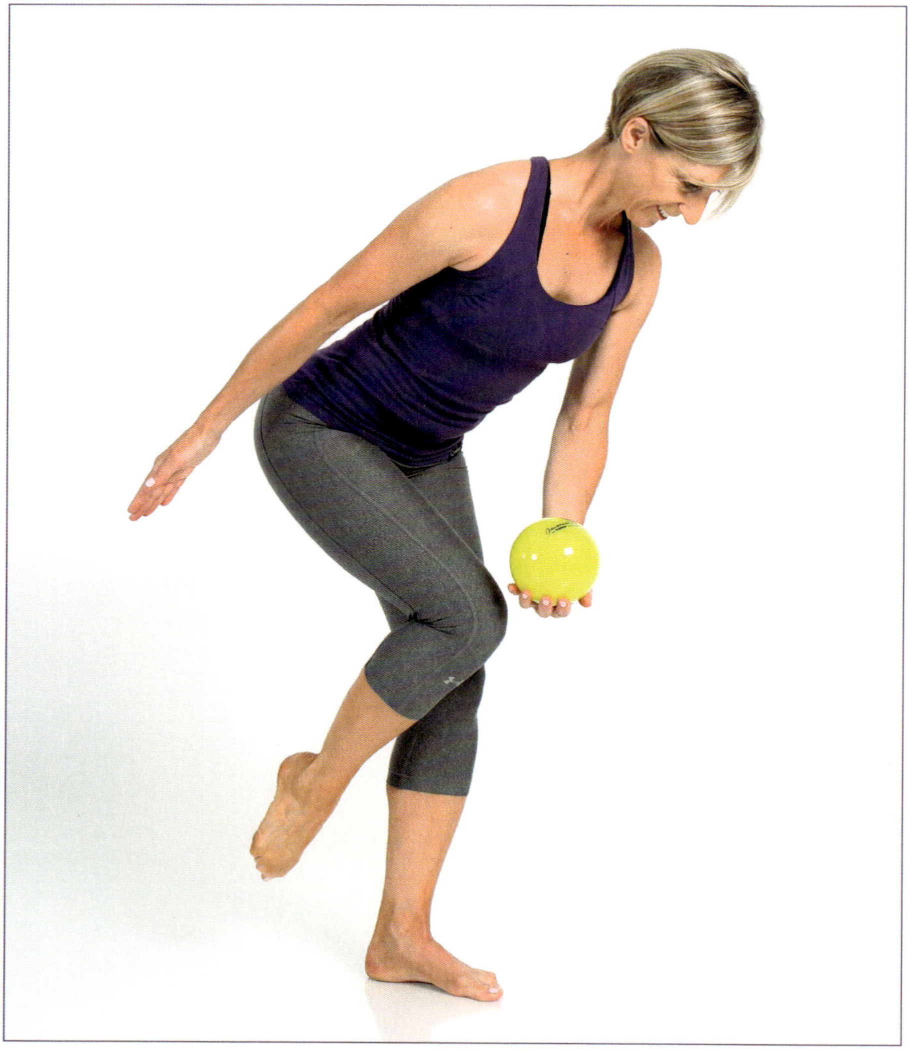

Eine Kursstunde, aufgeteilt in die vier Jahreszeiten.

Sie können selbstverständlich gerne nach Belieben eine Jahreszeit herausnehmen und isoliert trainieren oder in Ihr eigenes Stundenbild integrieren.

FRÜHJAHR:	**Erwachen** – Mobilisieren – alles fließt.
SOMMER:	**Schwungvoll** – voller Elan – energiereich.
HERBST:	**Kraftvoll** – stabil.
WINTER:	**Wahrnehmen** – spüren – entspannen.

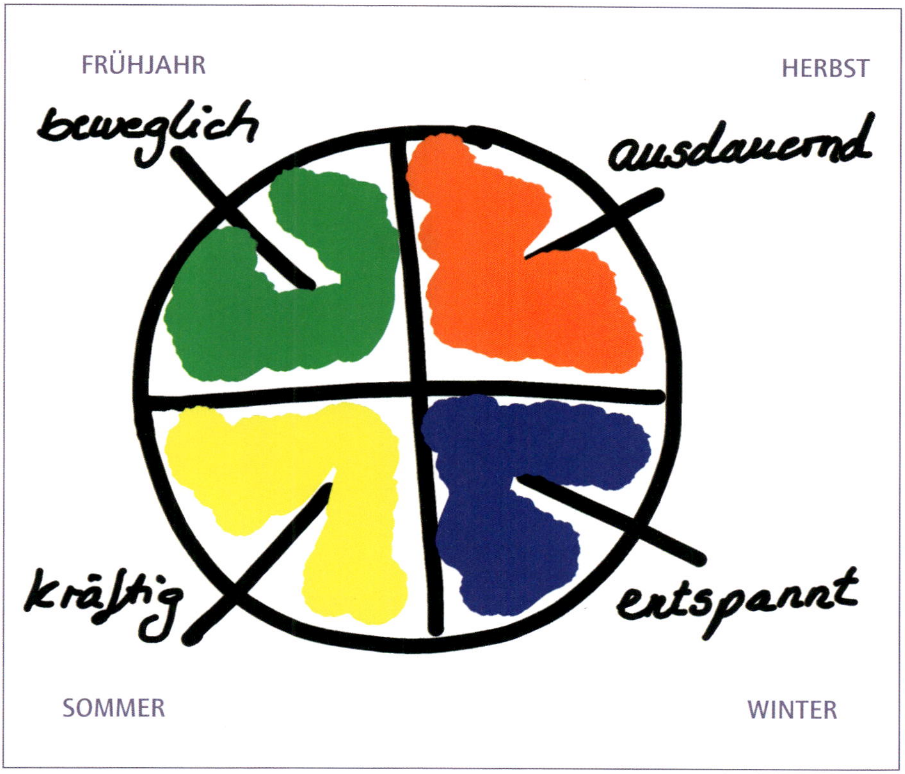

III

3.1.1 Frühjahr: Erwachen – Mobilisieren – alles fließt

MOBILISATION DES SCHULTERGELENKS

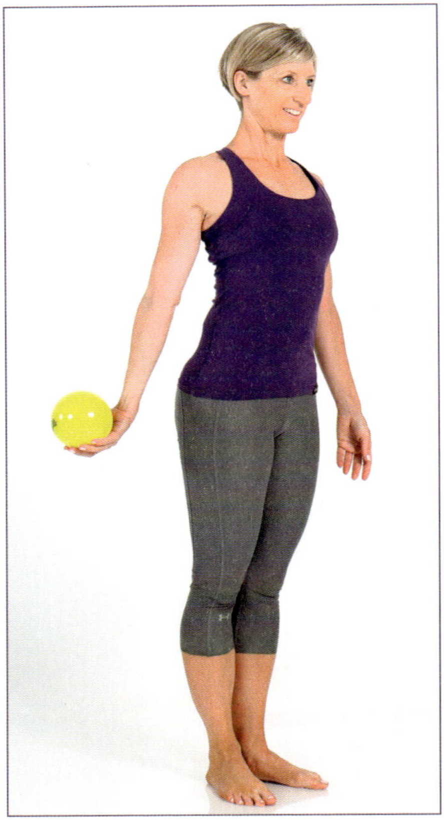

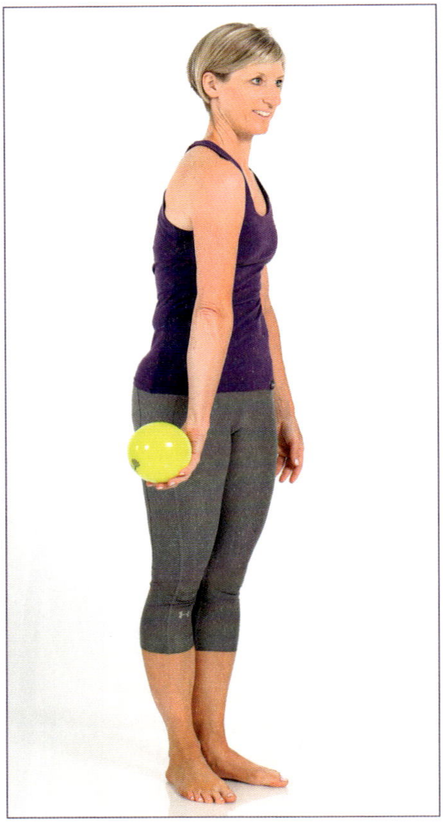

Ausgangsposition: Geschlossener Stand.

Übungsausführung: Nun den Jacaranda® Ball in einer Hand halten und die Schulter vor und zurück bewegen. Je Seite 10-15 Wiederholungen.

MOBILISATION DER SCHULTERGELENKE UND DES SCHULTERGÜRTELS

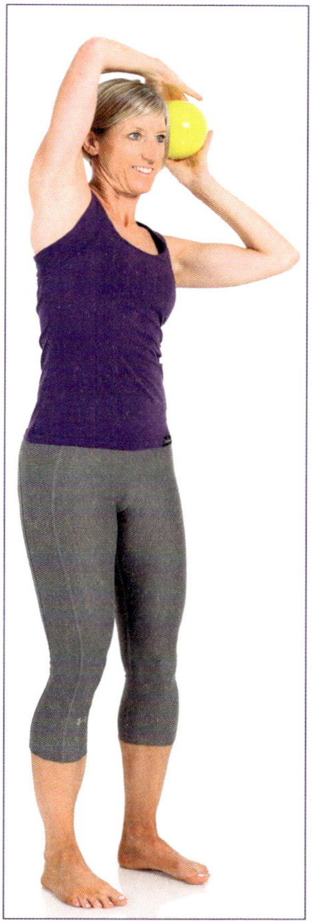
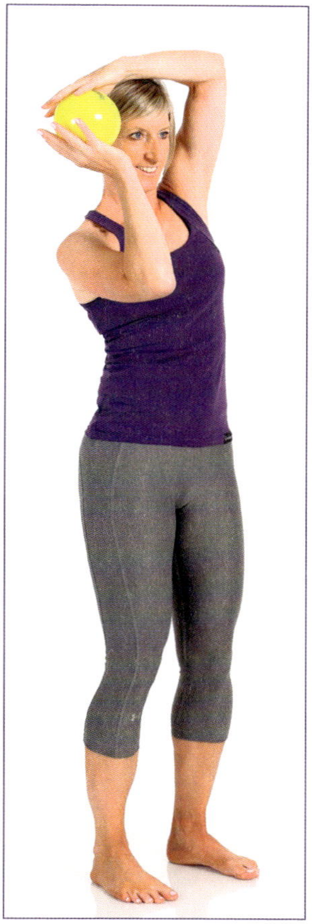
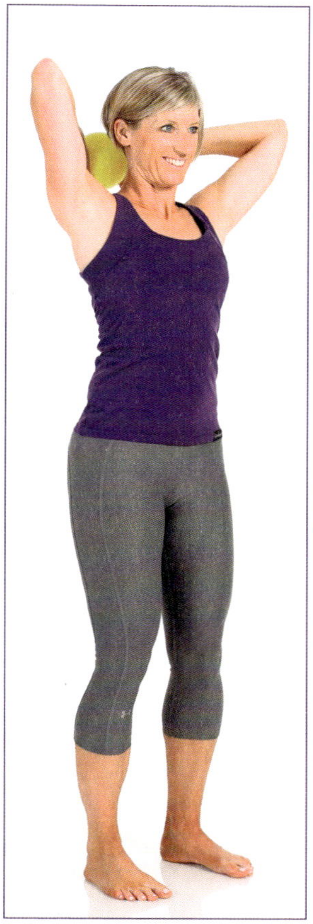

Ausgangsposition: Hüftbreiter Stand.

Übungsausführung: Den Jacaranda® Ball in beiden Händen halten und um den Kopf kreisen lassen. 8-10-mal in die eine, dann in die andere Richtung.

Den Bauchnabel sanft nach innen ziehen, das Becken stabil halten!

MOBILISATION DER WIRBELSÄULE, DER SCHULTERGELENKE UND DES SCHULTERGÜRTELS

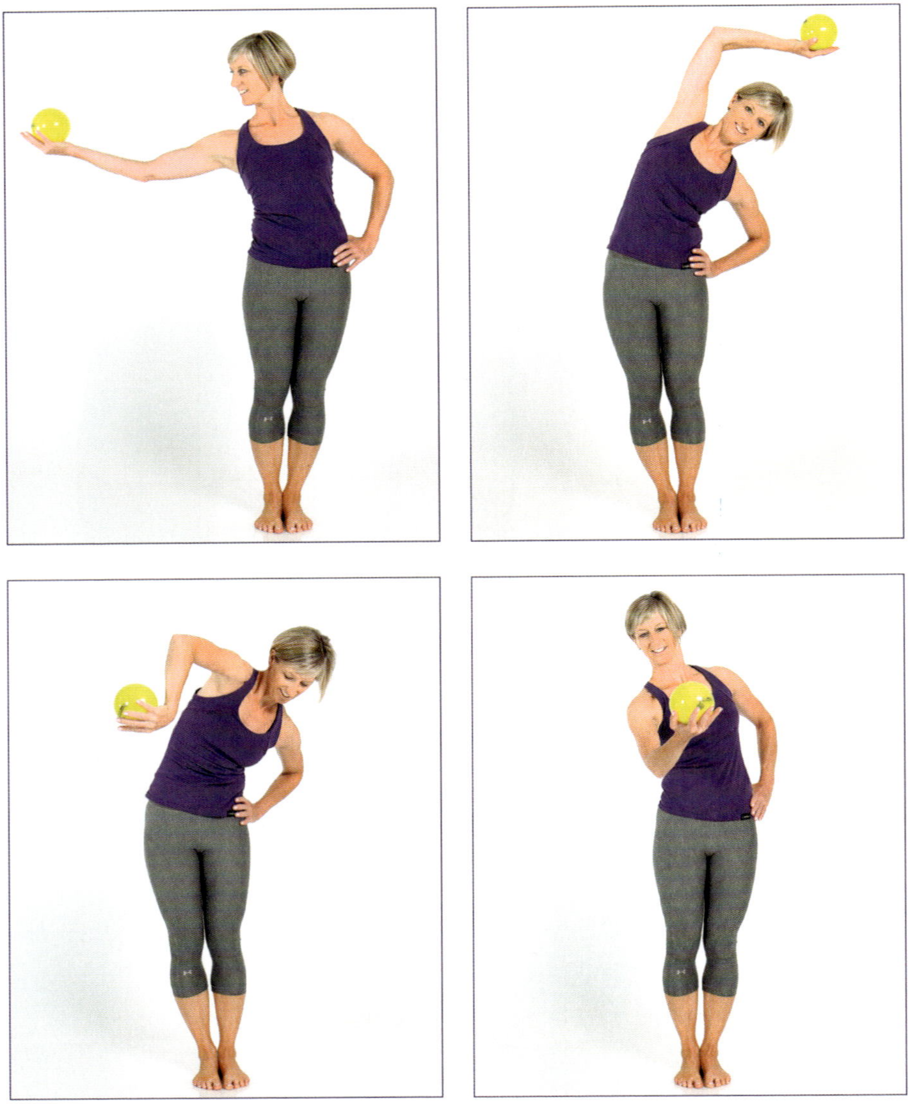

Ausgangsposition: Geschlossener Stand.

Übungsausführung: Den Jacaranda® Ball in einer großen, stehenden Acht über Kopf und vor dem Körper bewegen. Je Seite 8-10 Wiederholungen.

Die Körpermitte aktivieren!

MOBILISATION DER SCHULTERGELENKE, DES SCHULTERGÜRTELS, DER WIRBELSÄULE, DER HÜFTGELENKE UND DER FUSSGELENKE

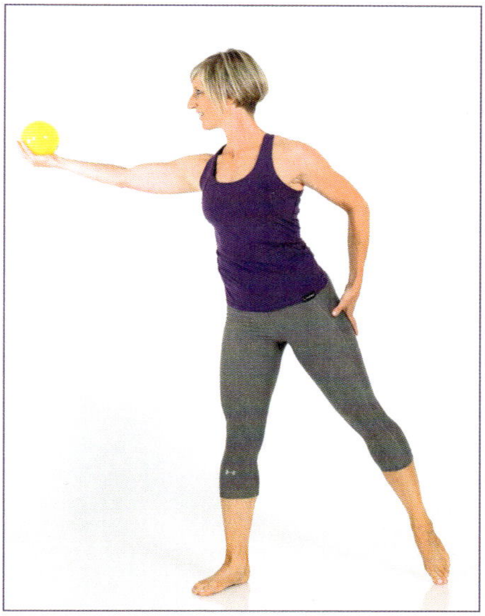

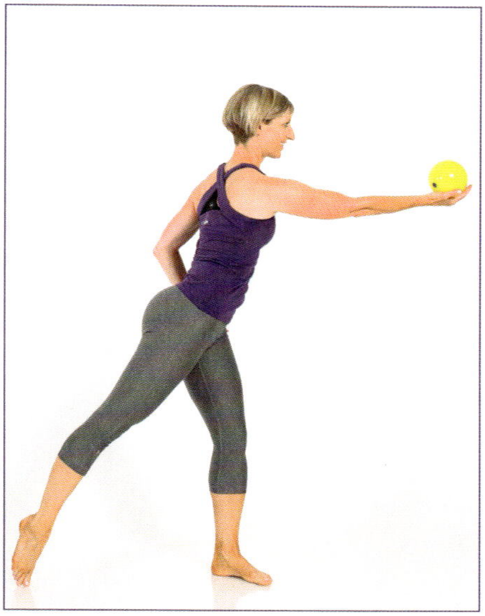

Fußposition: **Side to Side.**

Übungsausführung: Den Jacaranda® Ball in einer Hand halten und in Brustbeinhöhe von rechts nach links bewegen. Je Seite 10-15 Wiederholungen. Das Brustbein heben!

MOBILISATION DES SCHULTERGÜRTELS, DER WIRBELSÄULE, DER HÜFTGELENKE UND DER FUSSGELENKE

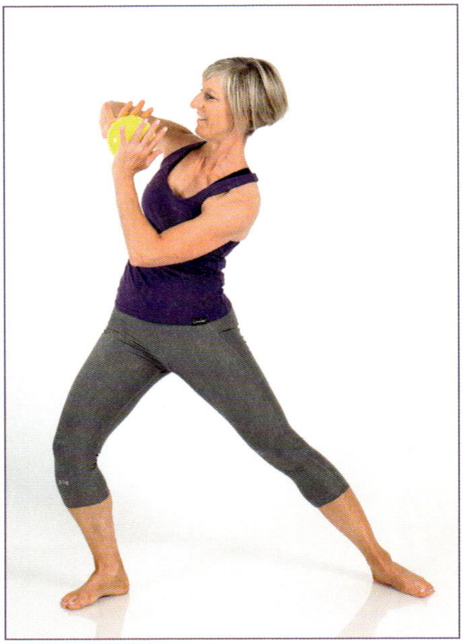

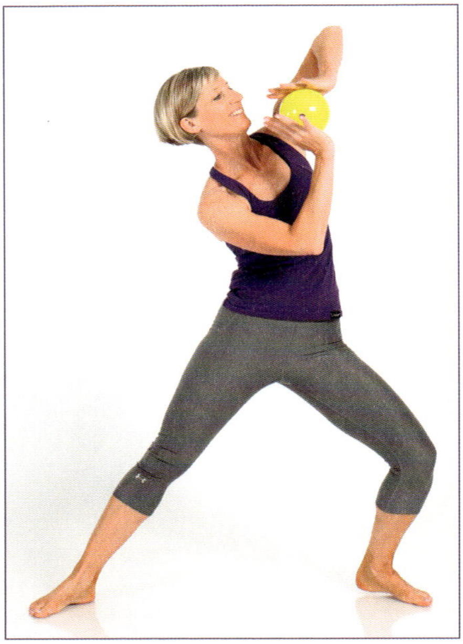

Ausgangsposition: Grätsche.

Übungsausführung: Nun das Körpergewicht von rechts nach links verlagern. Dabei den Jacaranda® Ball in beiden Händen halten und in Brustbeinhöhe eine große, liegende Acht zeichnen. 10-15 Wiederholungen.

3.1.2 Sommer: Schwungvoll – voller Elan – energiereich

HERZ-KREISLAUF-TRAINING

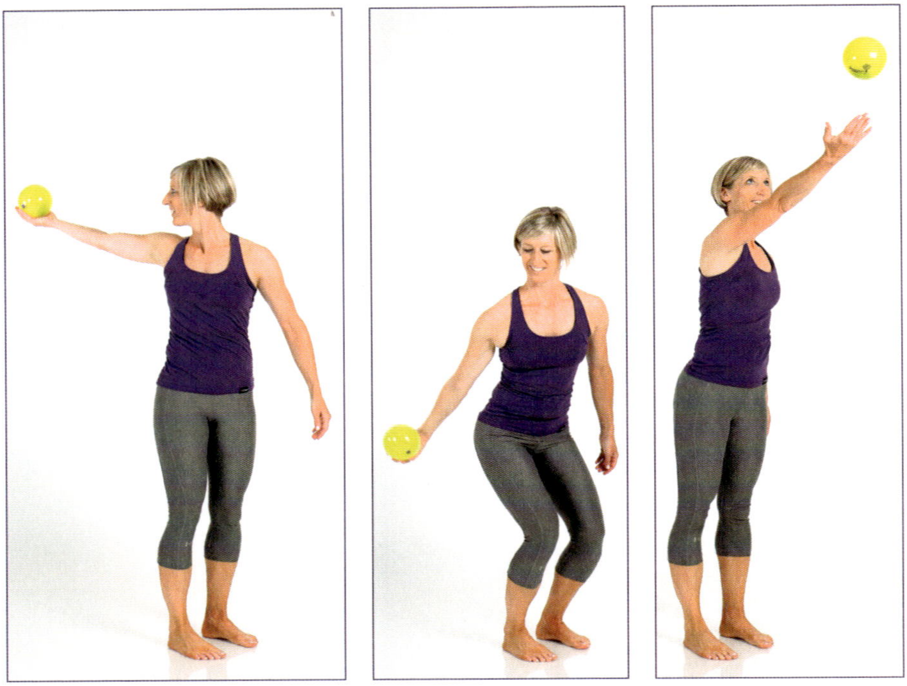

Ausgangsposition: Hüftbreiter Stand.

Übungsausführung: Nun den Jacaranda® Ball mit einer Hand nach vorne schwingen. Vorne abwerfen und mit der anderen Hand auffangen. Im Wechsel rechts und links.

Die Knie zeigen immer nach vorne!

Beim ersten Kontakt meiner Schüler der *KNS move* in München (staatlich anerkannte Berufsfachschule für Gymnastiklehrer) mit dem Jacaranda® Ball tanzte eine Schülerin sofort ihre Ball-Gymnastik-Kür. Also, falls Sie auch Gymnastiklehrer sind, legen Sie los!

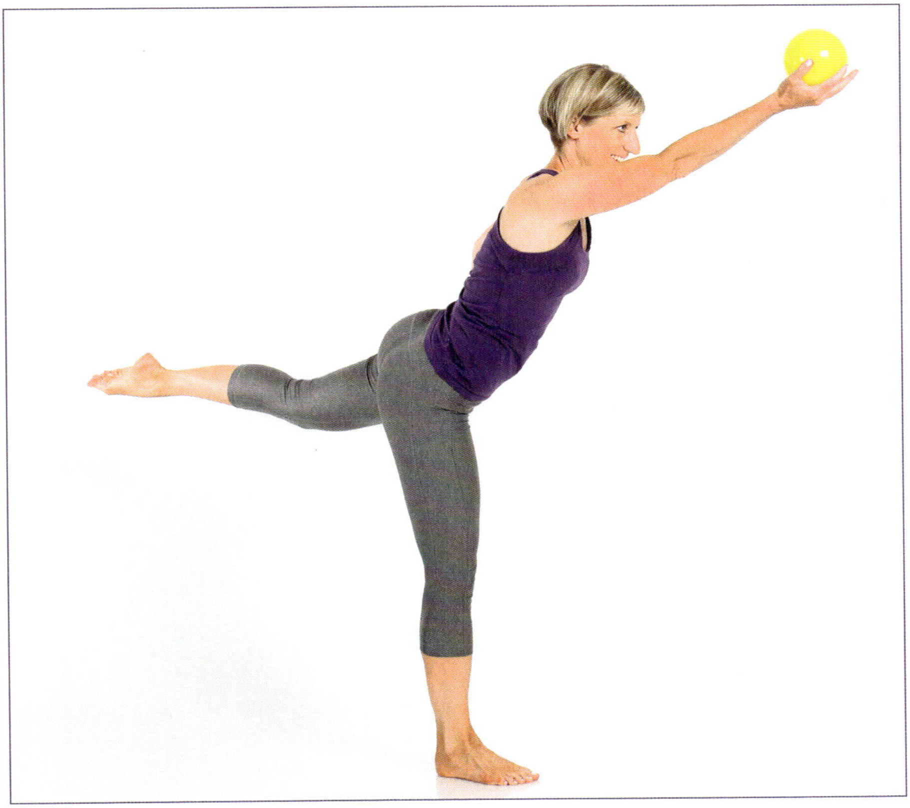

Als Steigerung das gegenüberliegende Bein abheben.

HERZ-KREISLAUF-TRAINING

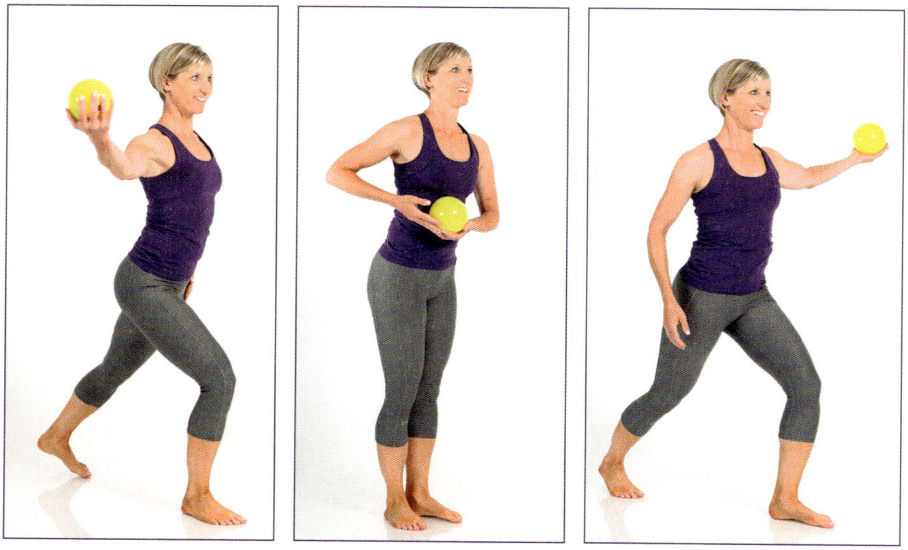

Ausgangsposition: Mambo.

Übungsausführung: Aus dem geschlossenen Stand einen Mamboschritt nach vorne ausführen. Dabei den Jacaranda® Ball nach außen führen. Beim Zurückgehen den Ball in die andere Hand wechseln. Im Wechsel rechts und links.

HERZ-KREISLAUF-TRAINING

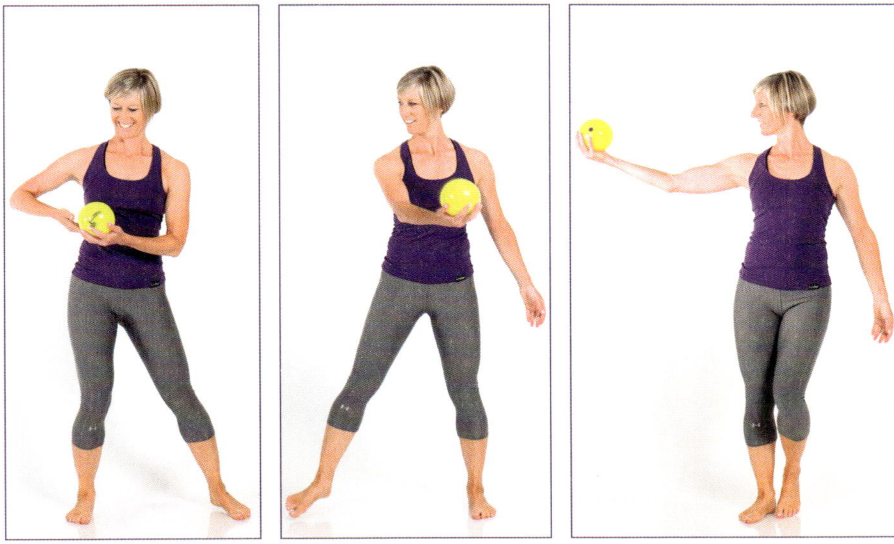

Ausgangsposition: **Double Step Touch.**

Übungsausführung: Zwei Schritte nach rechts und links ausführen. Dabei den Ball von der einen zur anderen Seite führen. In der Mitte die Hand wechseln.

HERZ-KREISLAUF-TRAINING

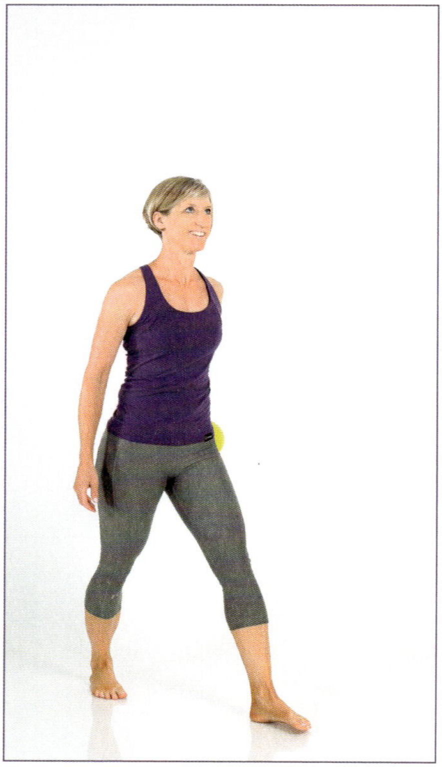

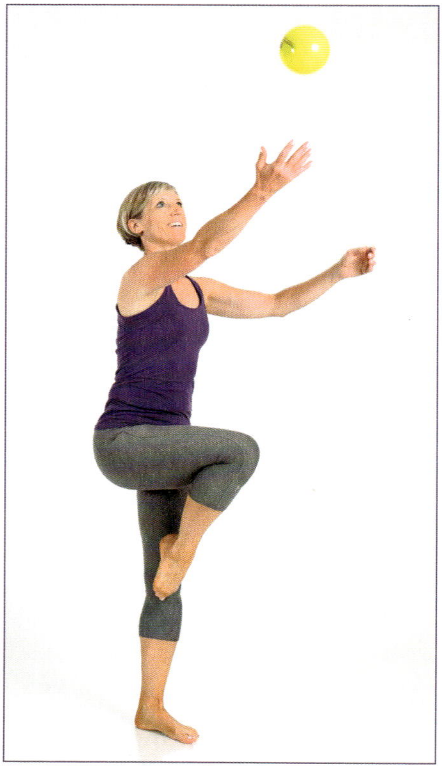

Ausgangsposition: Step Knee.

Übungsausführung: Einen Schritt nach vorne ausführen. Dabei das Knie anheben. In einer Hand den Jacaranda® Ball halten und vorne abwerfen. Beim Zurückgehen mit der anderen Hand auffangen. Nun die Bewegung mit der anderen Seite wiederholen.

3.1.3 Herbst: Kraftvoll – stabil

SCHULUNG DER GLEICHGEWICHTSFÄHIGKEIT
UND KRÄFTIGUNG DER RUMPFSTABILISATOREN

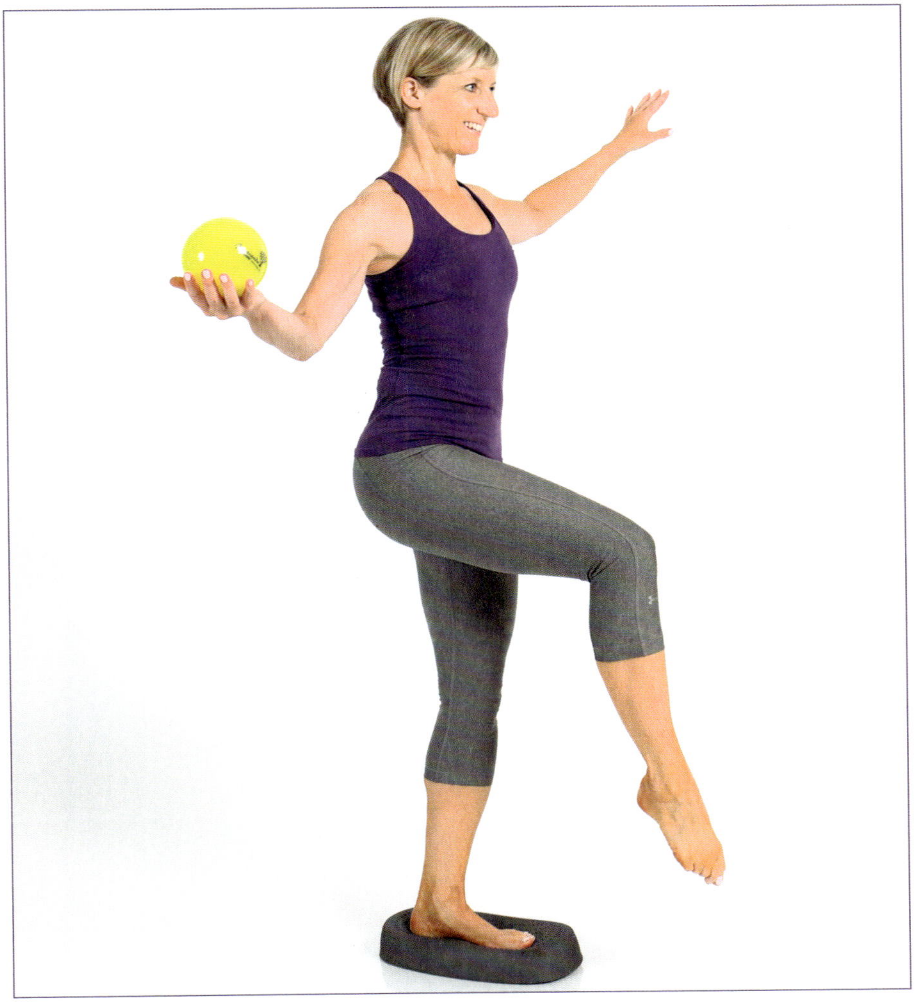

Ausgangsposition: Einbeinstand (als Erschwerung auf einem Aerostep One®).

Übungsausführung: In einer Hand den Jacaranda® Ball halten und 10 Sekunden lang in die eine, dann in die andere Richtung rotieren. Seitenwechsel!

Das Brustbein heben!

SCHULUNG DER GLEICHGEWICHTSFÄHIGKEIT UND KRÄFTIGUNG DER RUMPFSTABILISATOREN

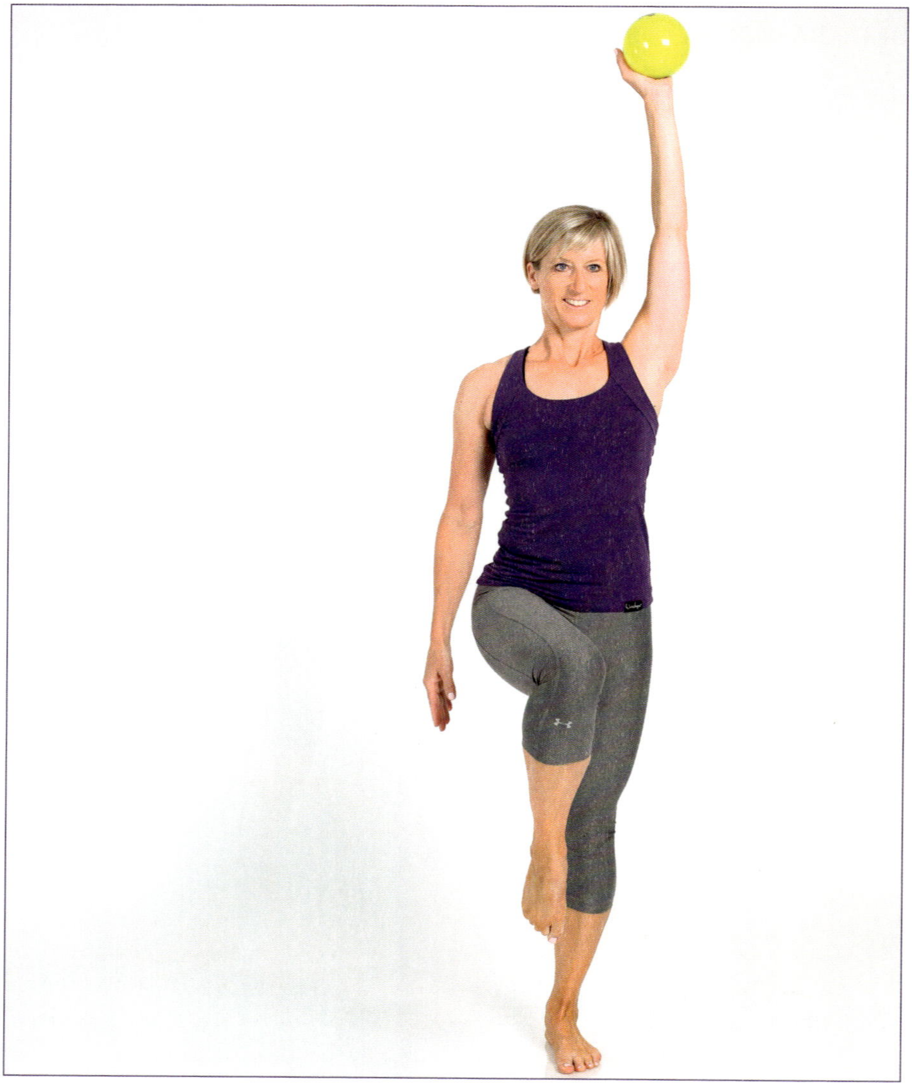

Ausgangsposition: Einbeinstand.

Übungsausführung: Den Jacaranda® Ball über Kopf halten und 10 Sekunden lang in die eine, dann in die andere Richtung rotieren. Seitenwechsel!

Das Brustbein heben!

KRÄFTIGUNG DER OBERSCHENKEL- UND GESÄSSMUSKULATUR

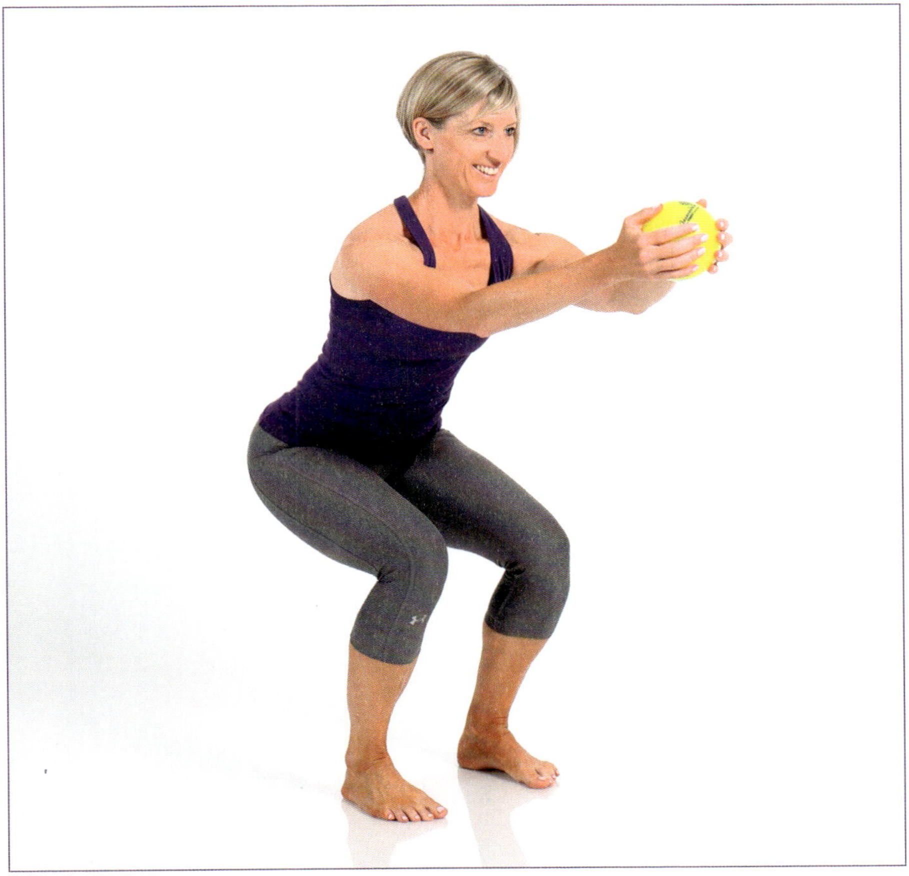

Ausgangsposition: Hüftbreiter Stand.

Übungsausführung: Den Jacaranda® Ball mit langen Armen vor dem Brustbein halten. Nun das Gesäß weit nach hinten unten absetzen und 10 Sekunden lang in die eine, dann in die andere Richtung rotieren. Dann 15-20 Wiederholungen das Gesäß tief und hoch bewegen. Diese Bewegungsabfolge noch einmal wiederholen. Die Knie über der Ferse halten! Das Körpergewicht in Richtung Fersen verlagern!

KRÄFTIGUNG DER GESAMTEN RÜCKSEITIGEN MUSKULATUR UND DER RUMPFSTABILISATOREN

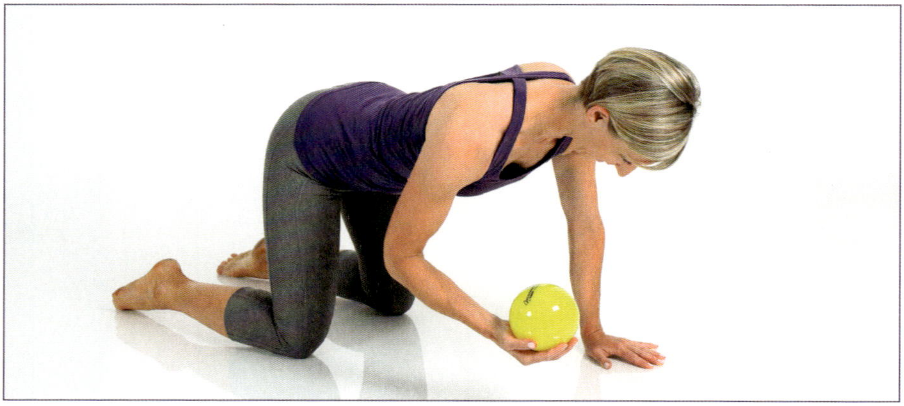

Ausgangsposition: Vierfüßlerstand.

Übungsausführung: Den Jacaranda® Ball in einer Hand halten und den Ball 10 Sekunden lang in die eine, dann in die andere Richtung rotieren.

Den Bauchnabel sanft nach innen oben ziehen!

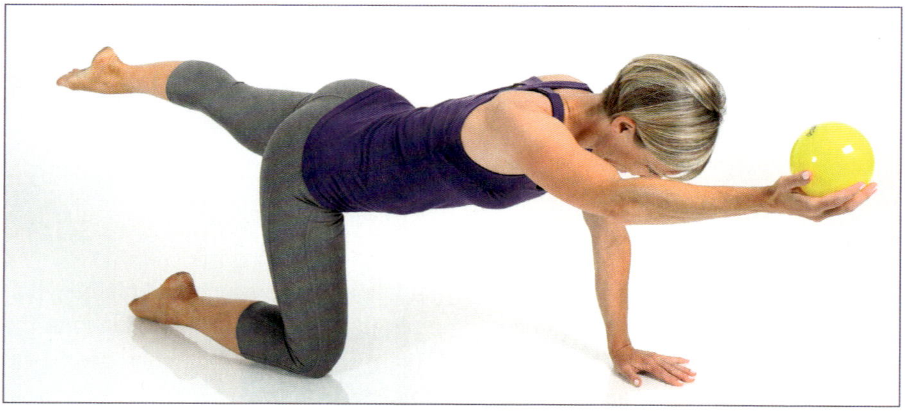

Als Steigerung das gegenüberliegende Bein nach hinten und den Arm in Verlängerung des Rumpfs nach vorne ausstrecken.

KRÄFTIGUNG DER SEITLICHEN RUMPFMUSKELN UND DER SCHULTERGELENKMUSKULATUR

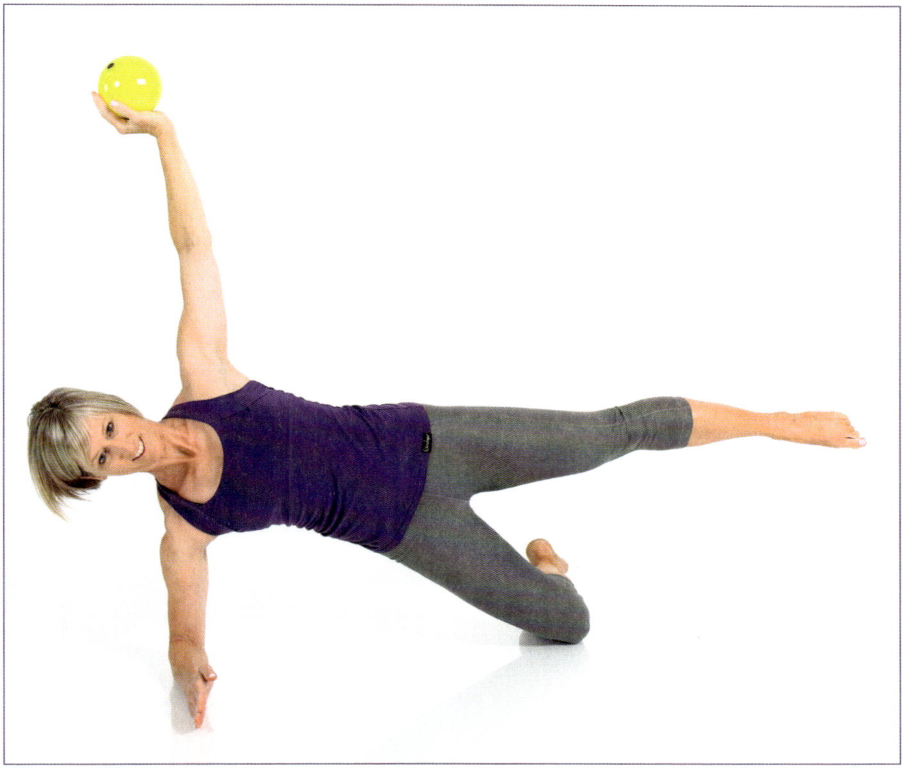

Ausgangsposition: Seitlicher Ellbogenstütz. III

Übungsausführung: Das obere Bein waagerecht über dem Boden ausstrecken. Den Jacaranda® Ball senkrecht über dem Brustbein halten und 10 Sekunden lang in die eine, dann in die andere Richtung rotieren. Seitenwechsel.

Der Ellbogen befindet sich senkrecht unter der Schulter! Oberkörper und Beine bilden eine Linie!

KRÄFTIGUNG DER SCHRÄGEN BAUCHMUSKULATUR

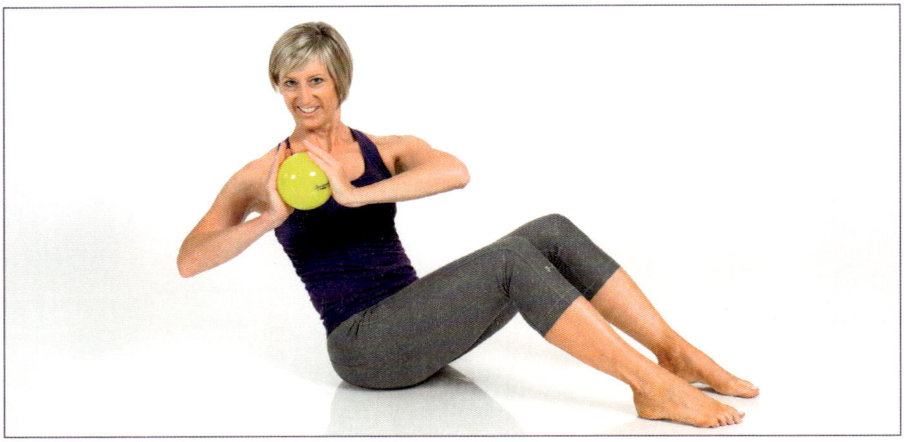

Ausgangsposition: Aufrechter Sitz.

Übungsausführung: Den Jacaranda® Ball in Brustbeinhöhe mit beiden Händen vor dem Körper halten. Den Oberkörper etwas zurücklehnen und zur Seite drehen. Nun den Ball 10 Sekunden lang in die eine, dann in die andere Richtung rotieren. Seitenwechsel!

Das Brustbein heben!

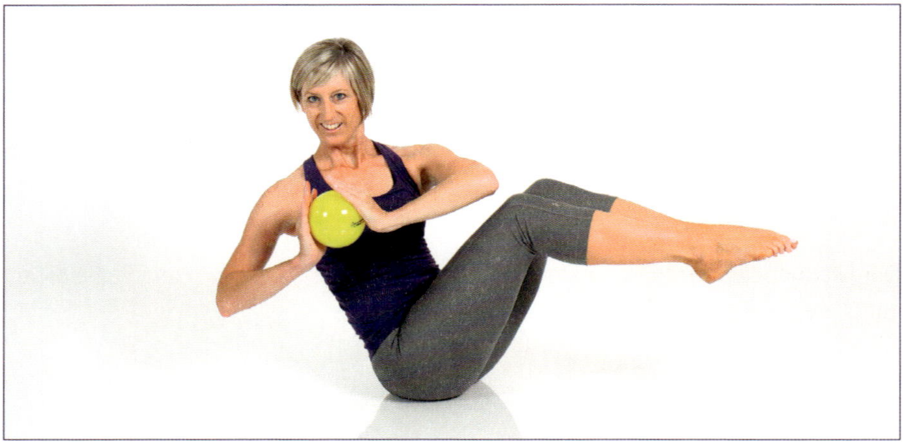

Als Steigerung die Übung mit abgehobenen Beinen ausführen. Das schult zusätzlich die Gleichgewichtsfähigkeit.

KRÄFTIGUNG DER RUMPFSTABILISATOREN, DER OBERSCHENKELRÜCKSEITE UND DER GESÄSSMUSKULATUR

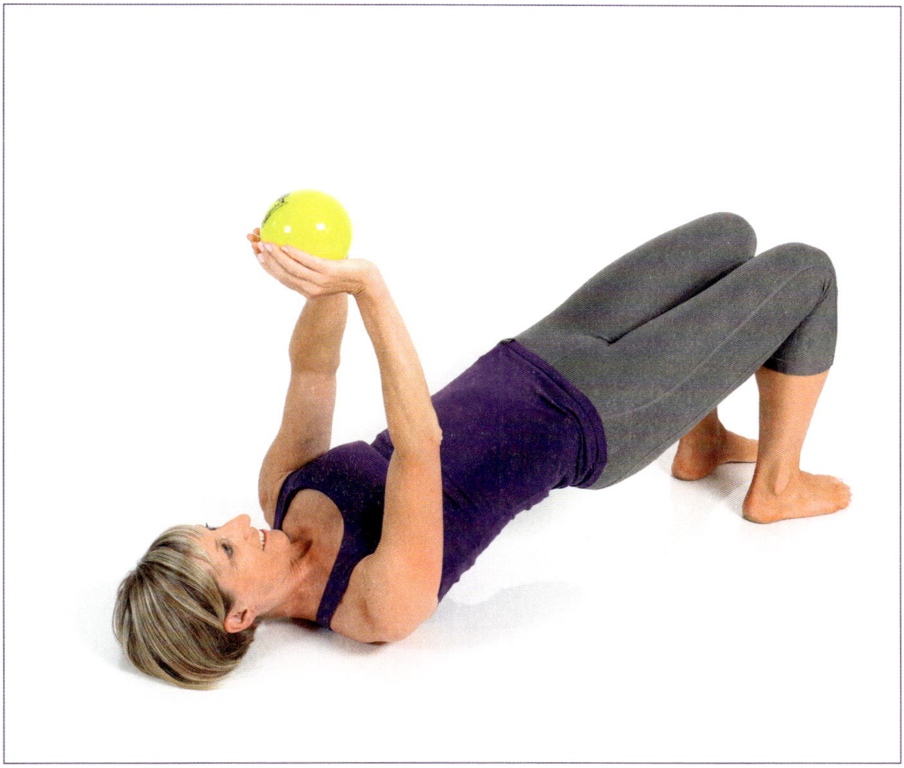

Ausgangsposition: Brücke.

Übungsausführung: Den Jacaranda® Ball in beiden Händen über dem Brustbein halten. Nun den Ball 10 Sekunden lang in die eine, dann in die andere Richtung rotieren.

Das Becken stabil halten!

3.1.4 Winter: Wahrnehmen – spüren – entspannen

DEHNUNG DER NACKENMUSKULATUR

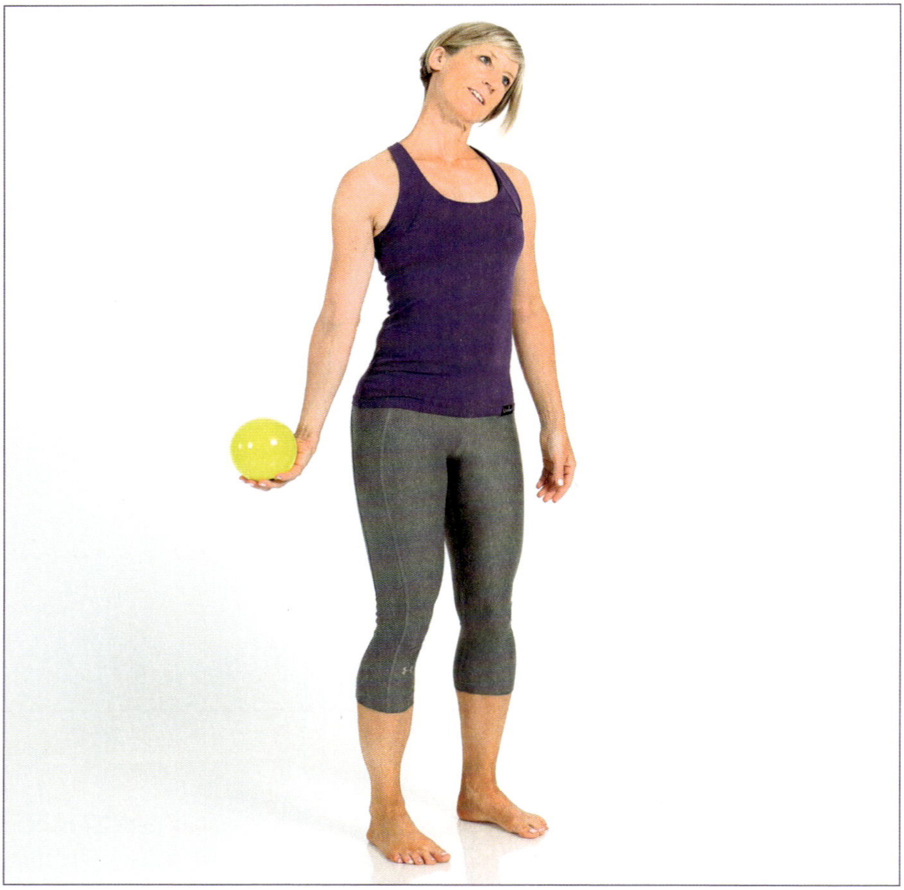

Ausgangsposition: Aufrechter Stand.

Übungsausführung: Den Jacaranda® Ball in einer Hand halten. Den Kopf zur gegenüberliegenden Seite neigen. Das Gewicht des Balls zieht die Schulter sanft in Richtung Boden. Das Gewicht des Kopfs (ca. 5 kg) zieht in Richtung Schulter. 30 Sekunden lang halten. Seitenwechsel!

Aufrecht stehen bleiben! Das Brustbein angehoben halten!

Probieren Sie bei dieser Dehnungsübung ruhig auch einmal aus, den Arm mal etwas ein- bzw. weiter auszudrehen.

DEHNUNG DER GESAMTEN RÜCKEN- UND BAUCHMUSKULATUR

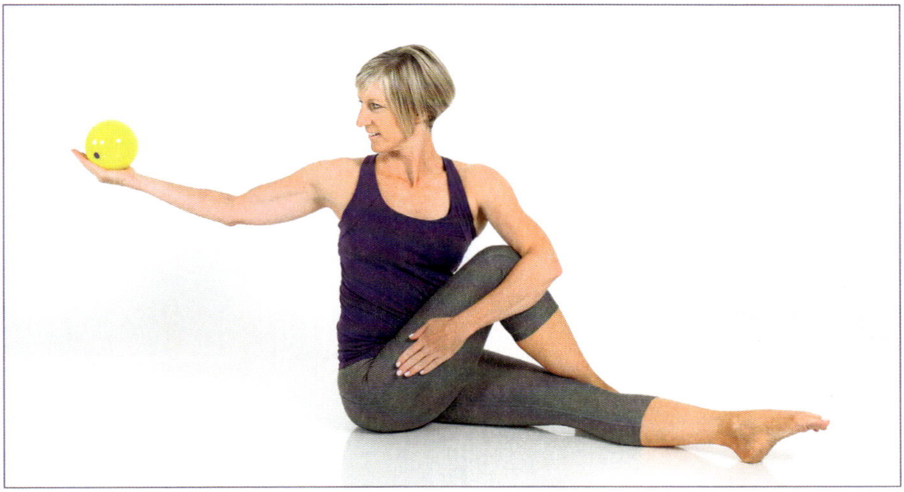

Ausgangsposition: Aufrechter Sitz mit gestreckten Beinen.

Übungsausführung: Ein Bein gekreuzt über das andere Bein stellen. Den Jacaranda® Ball hinter dem Körper in Brustbeinhöhe halten. Diese Position 30 Sekunden lang halten.

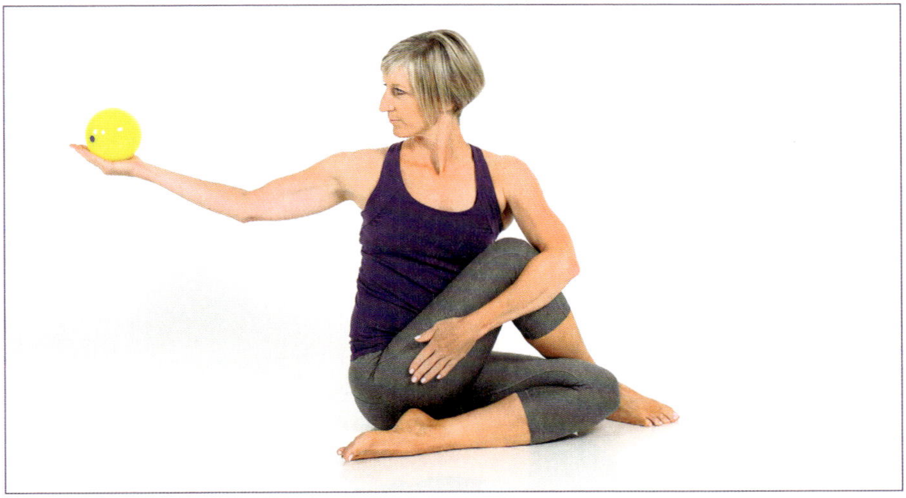

Als Steigerung das gestreckte Bein beugen.

ENTSPANNUNG UND KÖRPERWAHRNEHMUNG

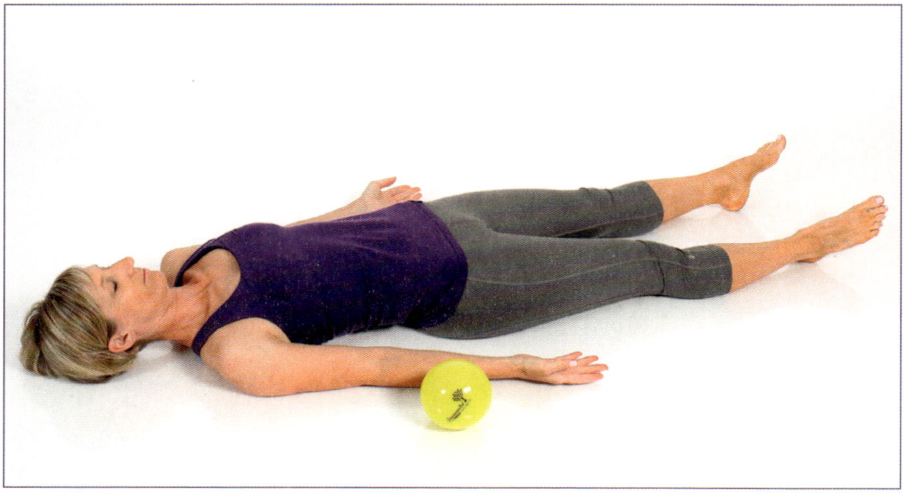

Ausgangsposition: Rückenlage.

Übungsausführung: Die Augen schließen und den Körper wahrnehmen. Mit jedem Ausatmen tiefer in den Boden sinken.

Die Schultern entspannen!

Vielleicht spüren Sie ein Kribbeln in den Handflächen, Oberarmen, Unterarmen?

KÖRPERWAHRNEHMUNG UND KRÄFTIGUNG DER RUMPFSTABILISATOREN

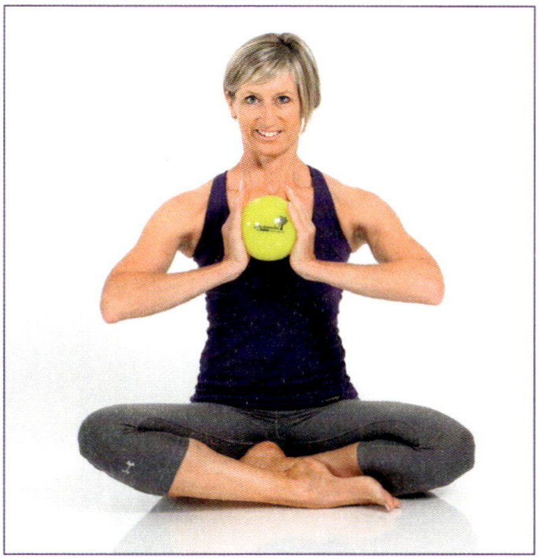

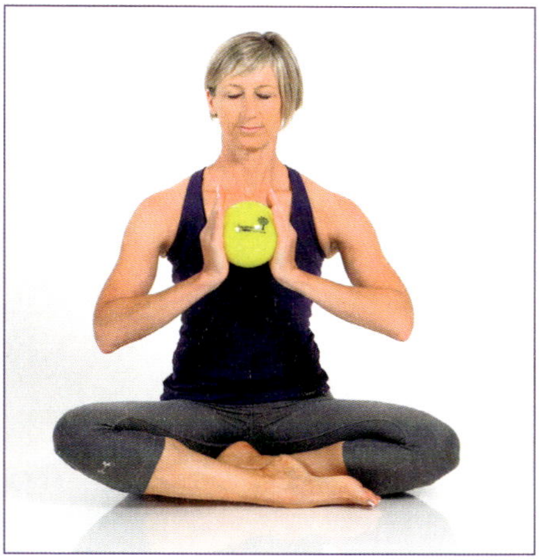

Ausgangsposition: Schneidersitz.

Übungsausführung: Den Jacaranda® Ball in beiden Händen vor dem Brustbein halten. Nun den Ball 20 Sekunden lang in die eine, dann in die andere Richtung rotieren.

Schließen Sie ruhig einmal die Augen, um die stabilisierende Wirkung des Jacaranda® Balls bewusster wahrzunehmen!

Als Erschwerung den Jacaranda® Ball über dem Kopf rotieren.

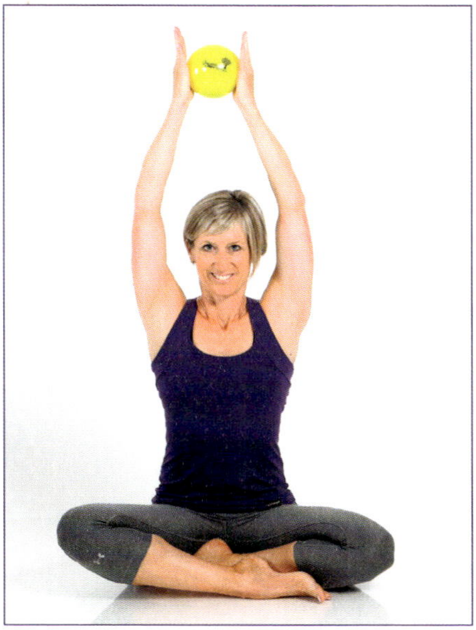

3.2 Gesunder Rücken

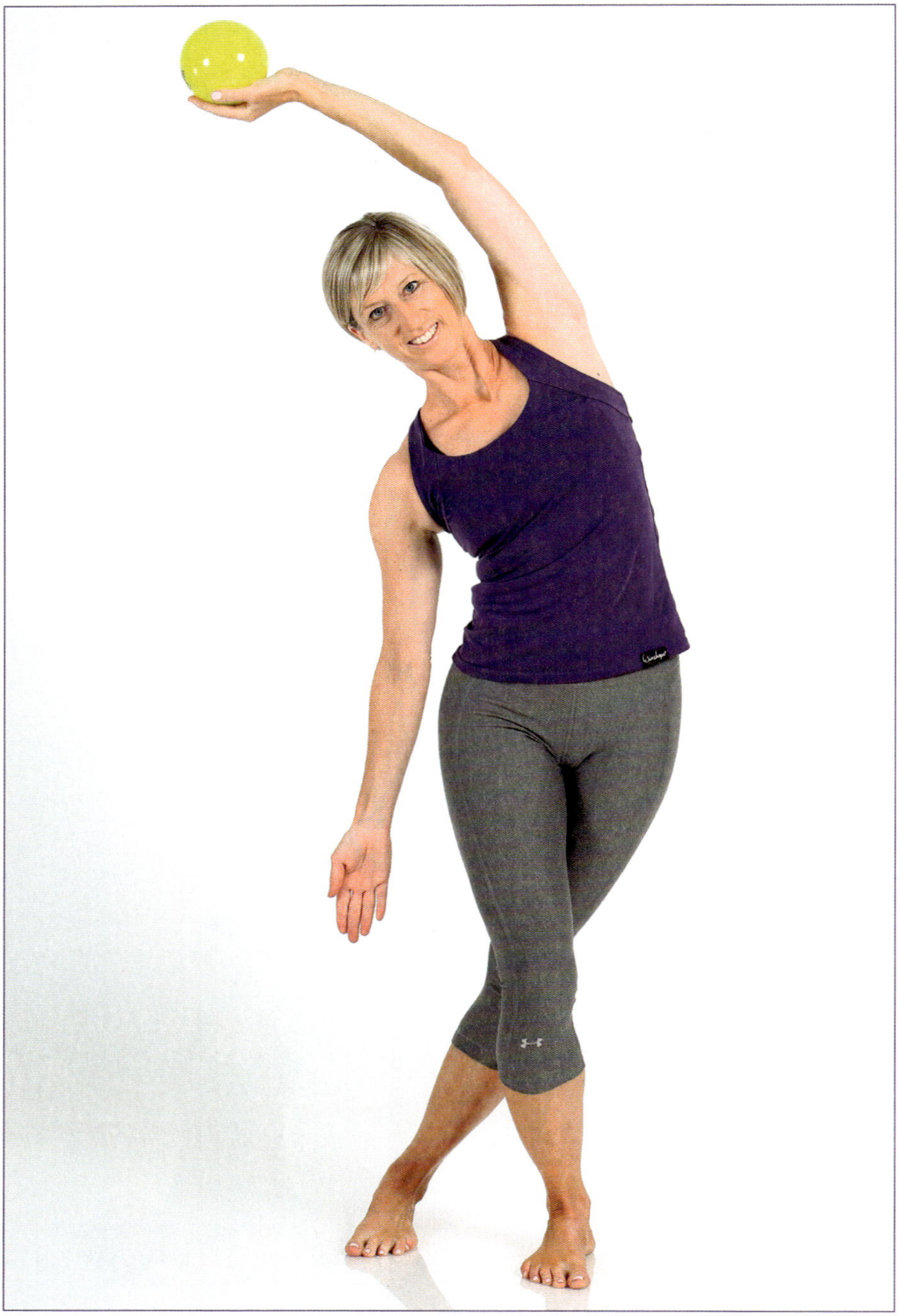

Glücklich ist, wer von sich behaupten kann, noch nie Rückenschmerzen gehabt zu haben!

Doch die wenigsten Menschen können das.

Inzwischen sind Wissenschaftler sich einig, dass Rückenschmerzen mit Bewegung wieder verschwinden würden.

Hauptursache für Schmerzen sind „verklebte" Faszien. In unserem Fasziengewebe sitzen achtmal so viele Rezeptoren wie in der Muskulatur, die uns melden, wie wir uns gerade „in unserer Haut" fühlen. Solche sogenannten *Crosslinks* entstehen durch

- → falsche Bewegung,
- → zu wenig Bewegung,
- → zu viel Bewegung,
- → Verletzungen,
- → einseitige Belastungen,
- → Entzündungen,
- → falsche Ernährung,
- → Einnahme von Medikamenten.

Eine weitere Ursache ist eine zu schwache Muskulatur sowie fehlende Koordination.

Besonders wichtig für einen gesunden Rücken sind die tief liegenden Muskelschichten, die die Wirbelsäule stützen und schützen. Sie spannen sich, wie schon in Kap. 1.4.1 erwähnt, Millisekunden, bevor wir uns bewegen, an, um die Gelenke zu stabilisieren. Diese Koordination haben viele Menschen verlernt. III

Menschen sind von Natur aus eher bequem und wollen sich nur ungern aus dem Gleichgewicht bringen lassen. Doch genau solche Übungen sind es, die diese Koordination der Muskelschichten trainieren!

Der Jacaranda® Ball bringt unseren Körper durch seine intelligente Füllung aus der Mitte und bewirkt ein unwillkürliches Anspannen der wichtigen Tiefenmuskulatur!

Also, Wackeln ist erwünscht!

MOBILISATION DES SCHULTERGELENKS UND DES SCHULTERGÜRTELS

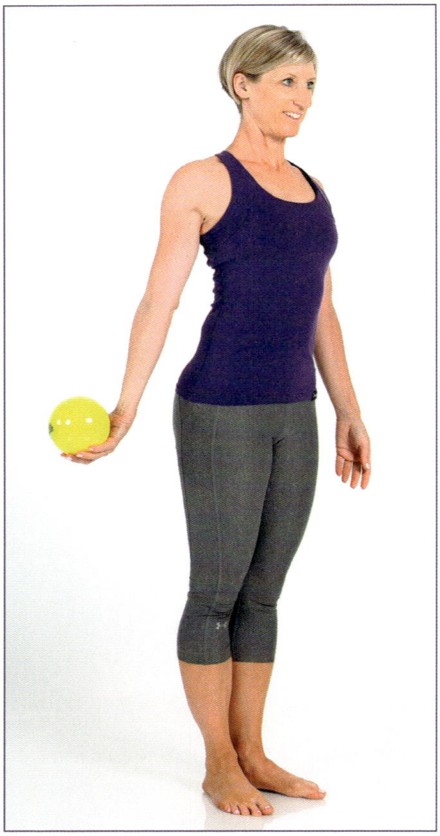

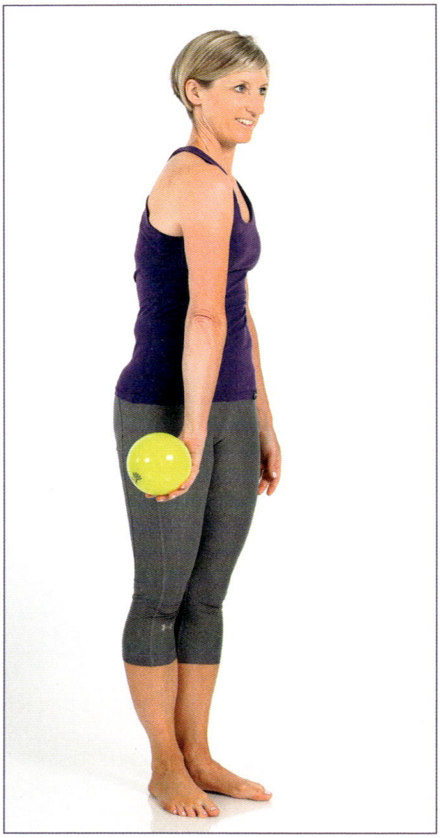

Ausgangsposition: Geschlossener Stand.

Übungsausführung: V-Stellung der Füße (das Gesäß aktivieren). Den Ball in einer Hand halten. Nun mit kleinen Bewegungen beginnen, die Schulter ein- und auszudrehen. Immer größer werden. Je Seite 10-15 Wiederholungen.

MOBILISATION DES SCHULTERGELENKS, DES SCHULTERGÜRTELS UND DER WIRBELSÄULE

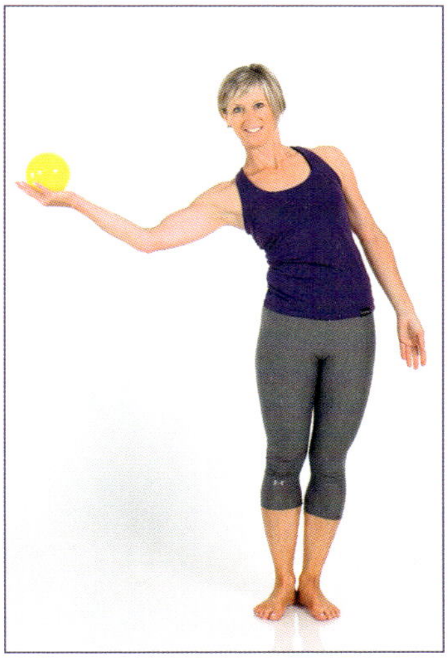
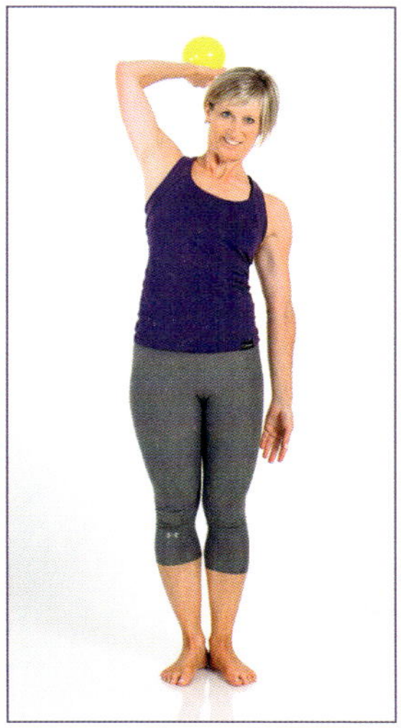
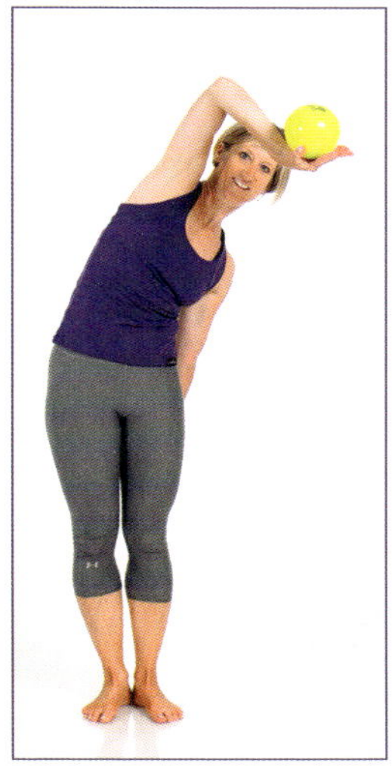
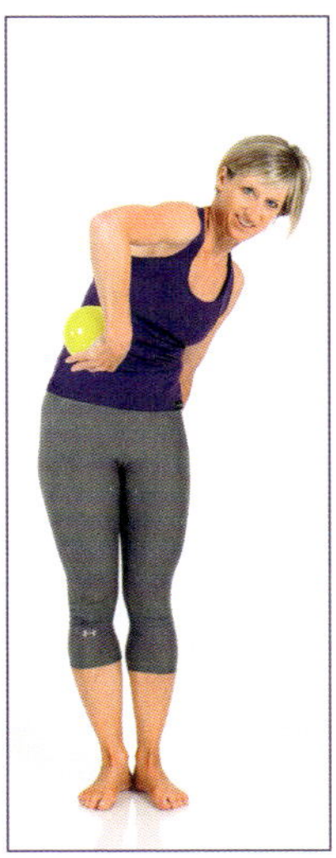
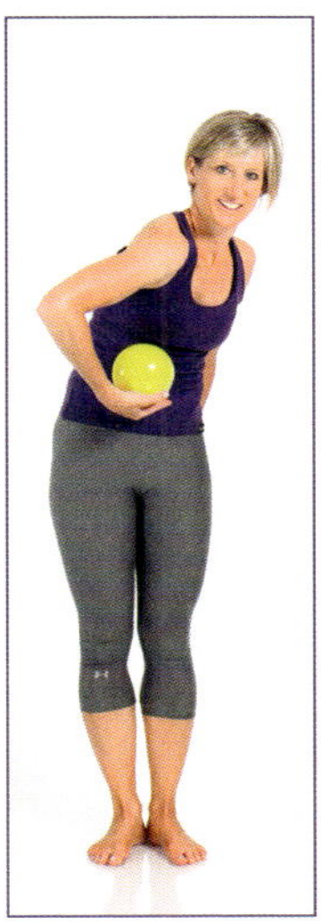
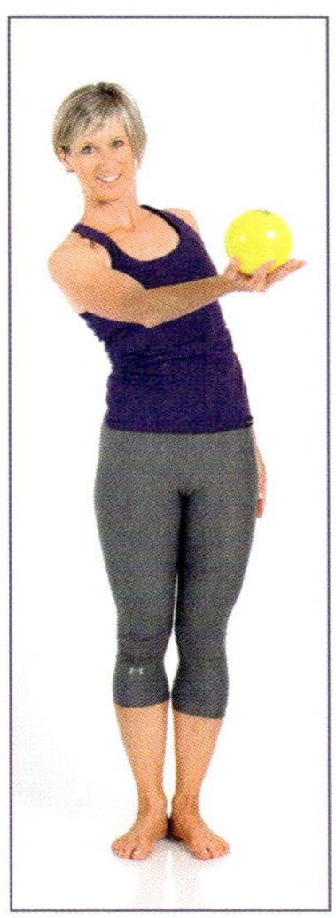
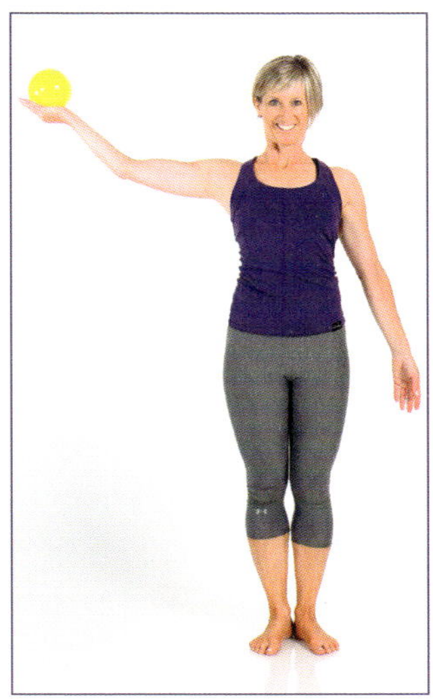

Ausgangsposition: Geschlossener Stand.

Übungsausführung: V-Stellung der Füße (das Gesäß aktivieren). Mit dem Jacaranda® Ball eine große, stehende Acht zeichnen. Es hilft die Vorstellung, eine volle Kaffeetasse zu bewegen. Je Seite 8-10 Wiederholungen.

Die Körpermitte aktivieren!

MOBILISATION DER HÜFTGELENKE, DER SCHULTERGELENKE UND DER BRUSTWIRBELSÄULE

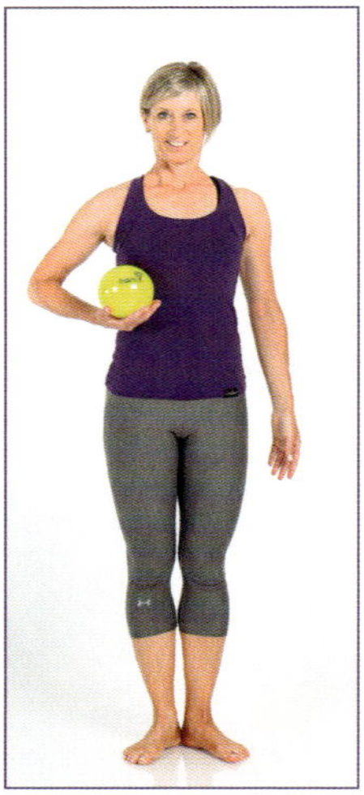
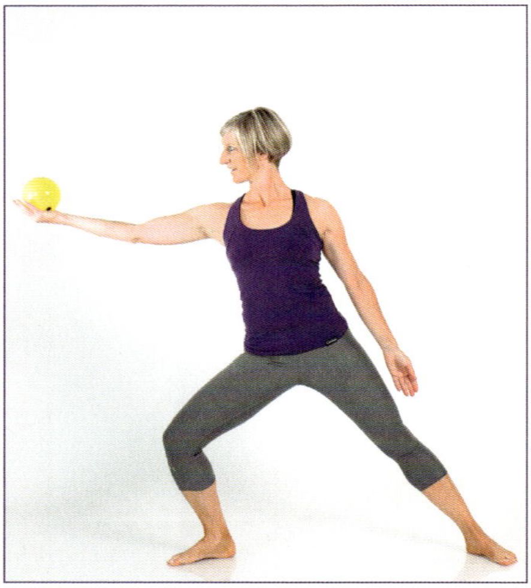
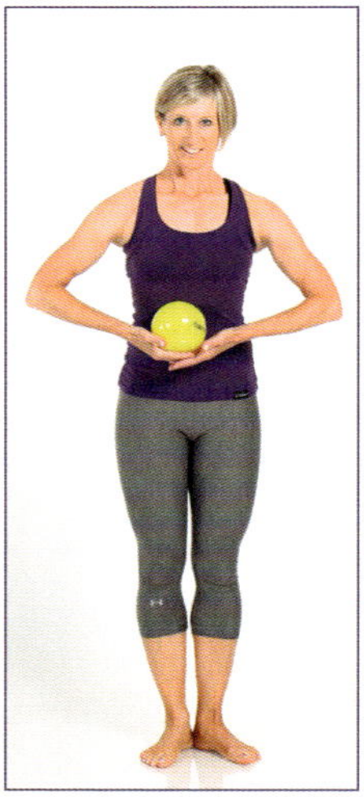
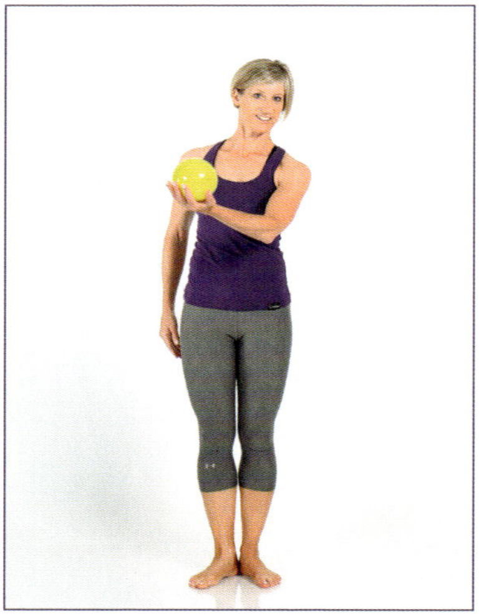
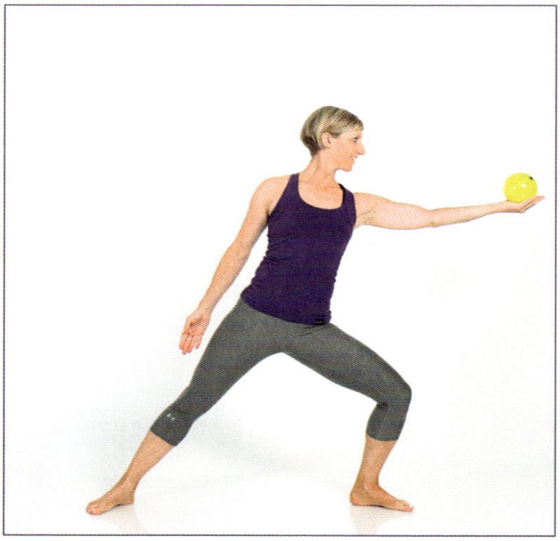

Ausgangsposition: Geschlossener Stand.

Übungsausführung: V-Stellung der Füße (das Gesäß aktivieren). Nun einen großen Schritt nach rechts ausführen, dabei den Jacaranda® Ball nach rechts bewegen. Dann die Beine wieder schließen und den Schritt zur anderen Seite ausführen. In der Mitte den Jacaranda® Ball in die andere Hand übergeben. Je Seite 8-10 Wiederholungen.

Als Steigerung auf der Seite das innere Bein anheben. Dies schult zusätzlich das Gleichgewicht.

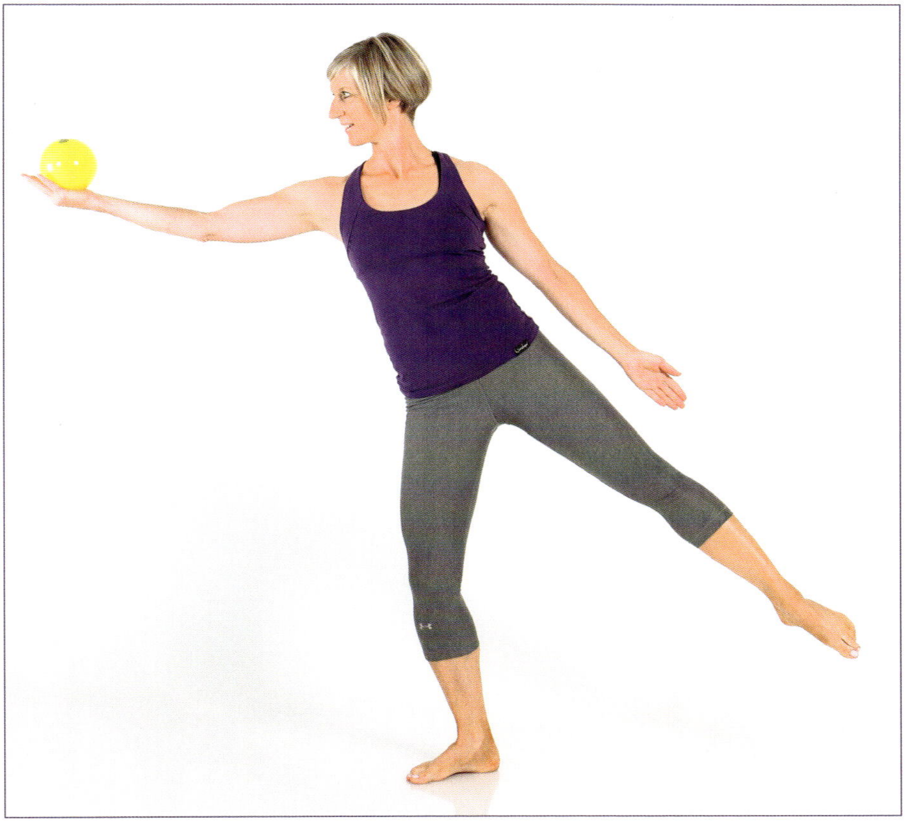

SCHULUNG DER GLEICHGEWICHTSFÄHIGKEIT, KRÄFTIGUNG DER RUMPFSTABILISATOREN UND DER SEITLICHEN RUMPFMUSKULATUR

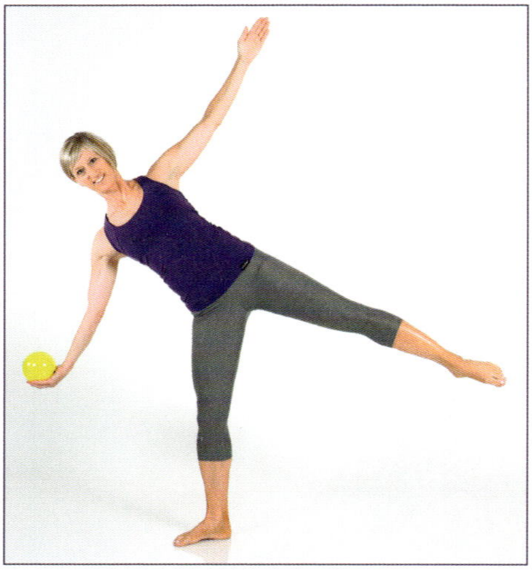

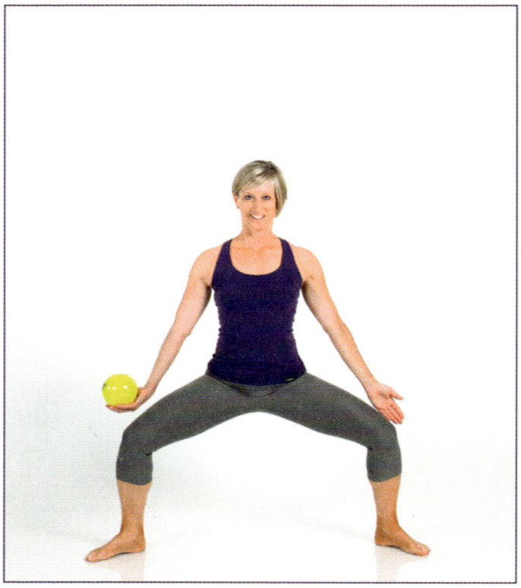

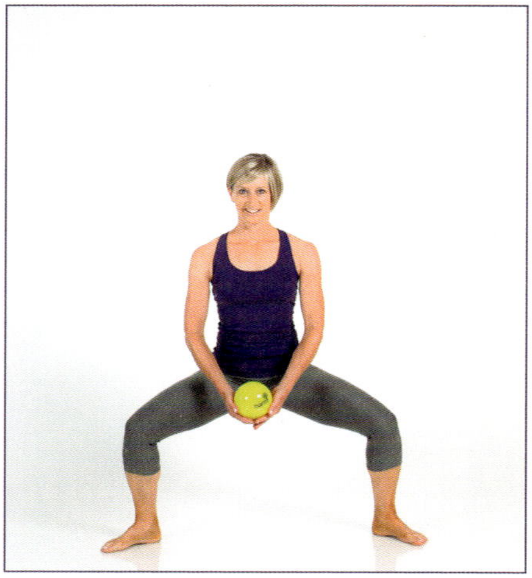

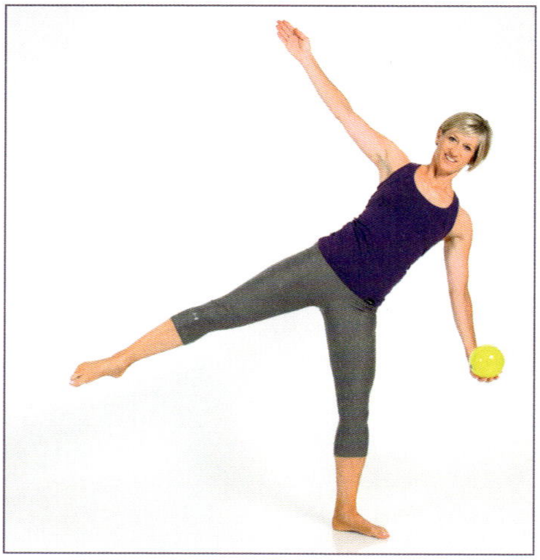

Ausgangsposition: Einbeinstand.

Übungsausführung: Den Oberkörper zur Seite neigen. Den Jacaranda® Ball in einer Hand halten und 20 Sekunden lang in eine Richtung rotieren. Dann über den Grätschstand den Ball in die andere Hand wechseln und sich zur anderen Seite neigen. Auf dieser Seite wiederum 20 Sekunden lang den Ball in eine Richtung rotieren. Nun wieder die Seite wechseln und den Ball in die andere Richtung rotieren.

Das Brustbein heben! Leise in der Mitte landen!

SCHULUNG DER GLEICHGEWICHTSFÄHIGKEIT UND KRÄFTIGUNG DER RUMPFSTABILISATOREN

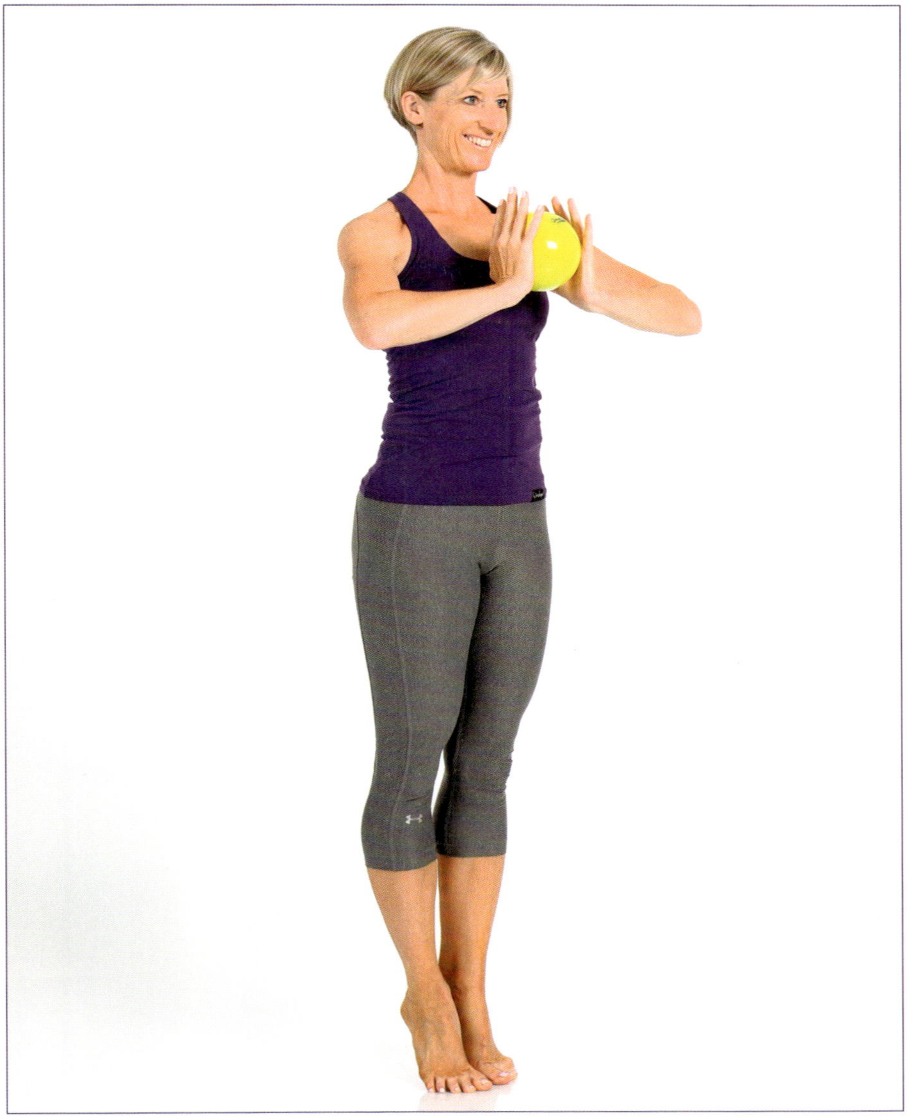

Ausgangsposition: Geschlossener Zehenstand.

Übungsausführung: Mit beiden Händen in Brustbeinhöhe den Jacaranda® Ball halten. 10 Sekunden lang den Ball in die eine Richtung, dann in die andere Richtung rotieren.

III

KRÄFTIGUNG DER KÖRPERRÜCKSEITE UND SCHULUNG DER GLEICHGEWICHTSFÄHIGKEIT

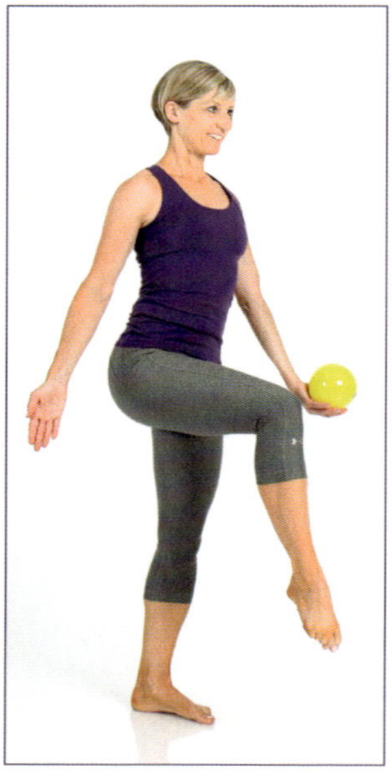

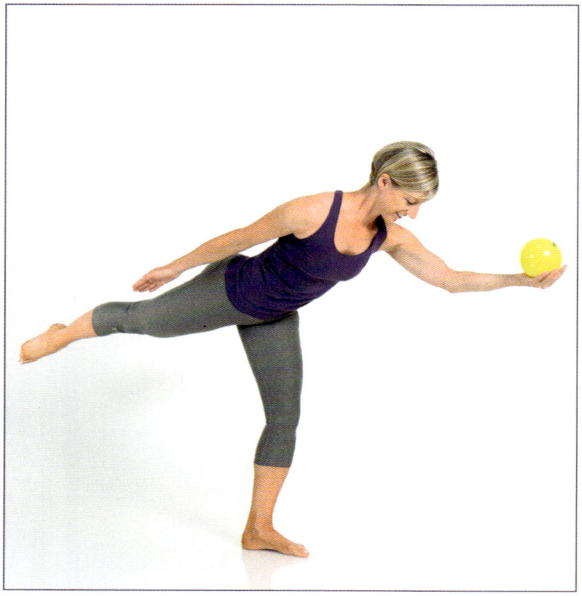

Ausgangsposition: Einbeinstand.

Übungsausführung: Ein Knie anheben. In der gegenüberliegenden Hand den Jacaranda® Ball halten. Nun 15-20-mal den Oberkörper nach vorne neigen, das freie Bein dabei nach hinten strecken. Dann 10 Sekunden lang den Ball in die eine, dann in die andere Richtung rotieren. Diese Abfolge noch einmal wiederholen.

Das Becken parallel zum Boden halten!

SCHULUNG DER GLEICHGEWICHTSFÄHIGKEIT UND KRÄFTIGUNG DER RUMPFSTABILISATOREN

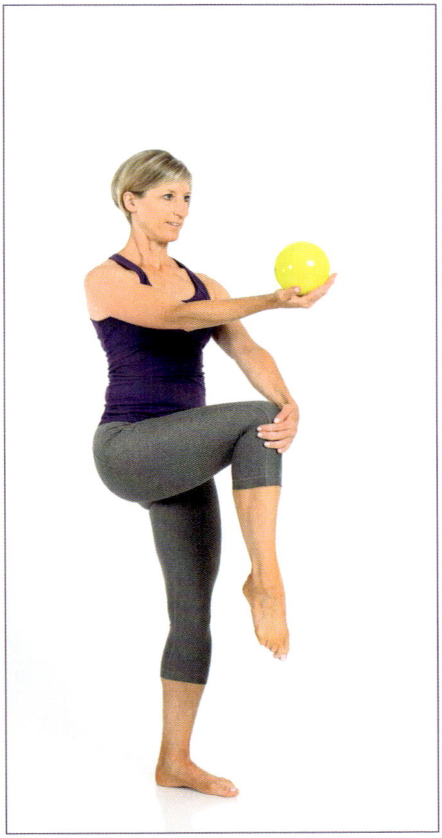

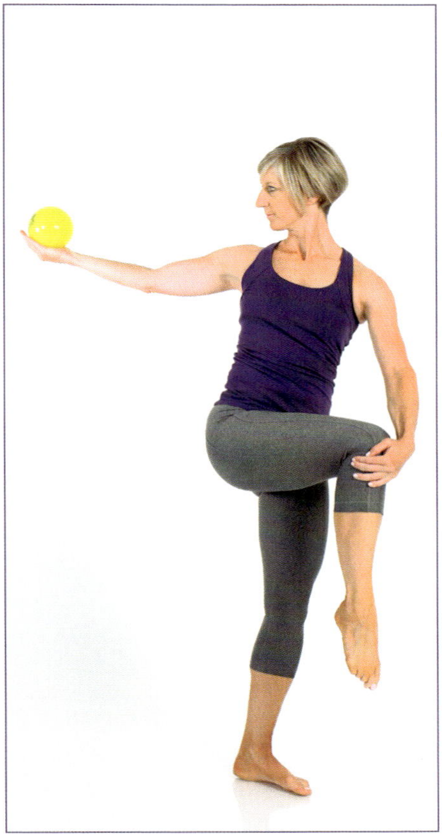

Ausgangsposition: Einbeinstand.

Übungsausführung: Den Jacaranda® Ball vor dem Brustbein in einer Hand halten. Nun den Ball zurückführen und nach außen rotieren. Beim Nach-vorne-Führen den Ball nach innen rotieren. Diese Bewegung mit jeder Seite 8-10-mal wiederholen.

Das Brustbein heben! Den Rücken gerade halten!

MOBILISATION DES GESAMTEN KÖRPERS

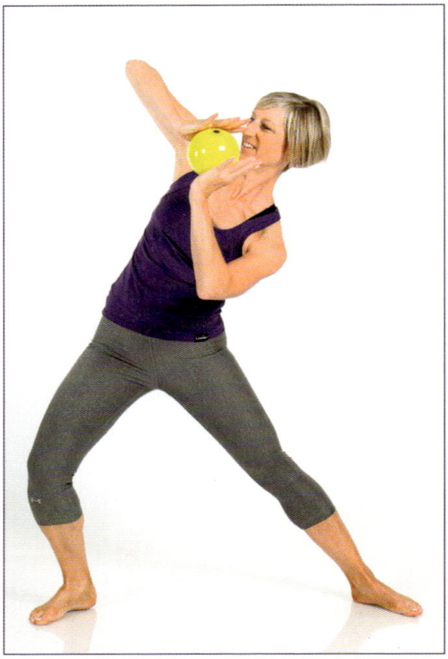

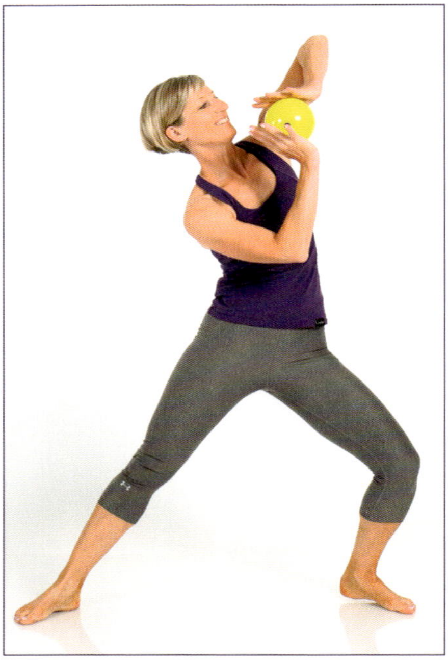

Ausgangsposition: Grätsche.

Übungsausführung: Den Jacaranda® Ball in beiden Händen vor dem Brustbein halten. Nun mit dem Ball eine große, liegende Acht vor dem Körper zeichnen. Dabei die Füße im Wechsel rechts und links abrollen. Den ganzen Körper mit in die Bewegung einbeziehen.

Die Körpermitte aktivieren!

KRÄFTIGUNG DER RUMPFSTABILISATOREN UND SCHULUNG DER GLEICHGEWICHTSFÄHIGKEIT

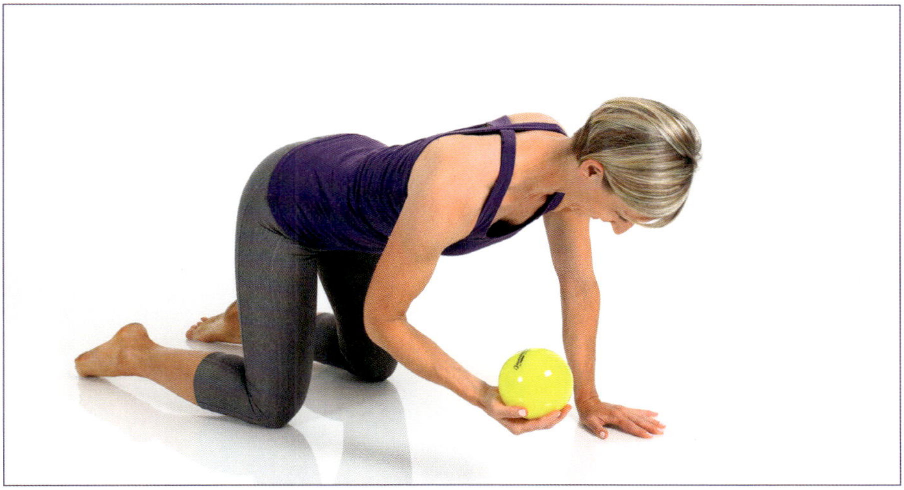

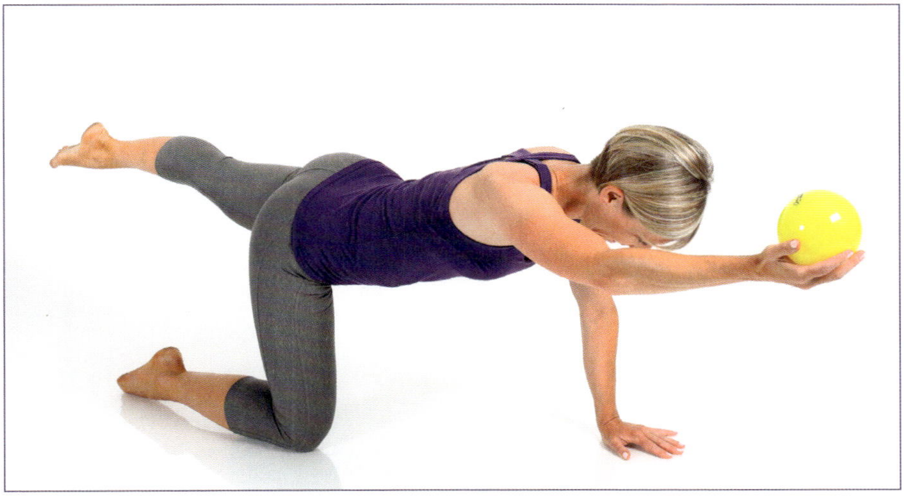

III

Ausgangsposition: Vierfüßlerstand.

Übungsausführung: Den Jacaranda® Ball in einer Hand halten und den Ball nach außen rotieren. Währenddessen den Arm in Verlängerung des Körpers strecken. Gleichzeitig das gegenüberliegende Bein nach hinten strecken. Nun nach innen rotieren und den Arm und das Bein wieder zurückführen. Je Seite 6-8 Wiederholungen.

Den Bauchnabel sanft nach innen oben ziehen!

MOBILISATION DER WIRBELSÄULE UND KRÄFTIGUNG DER RUMPFSTABILISATOREN

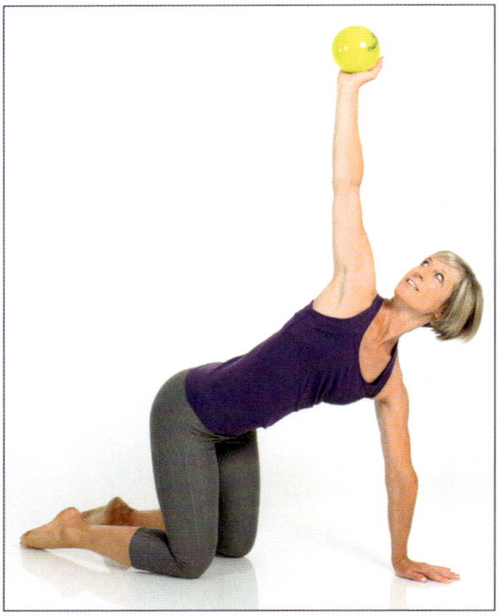

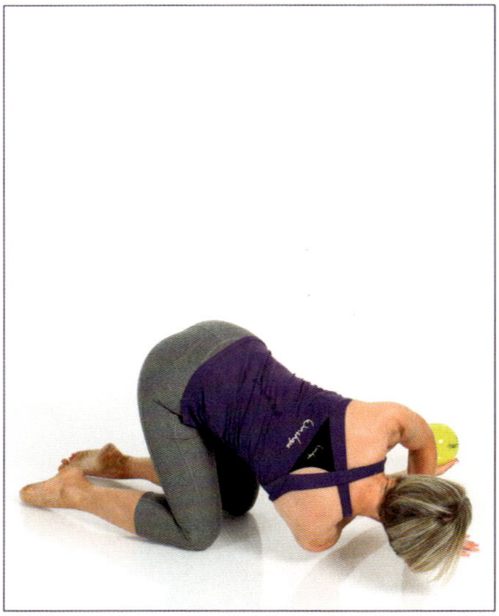

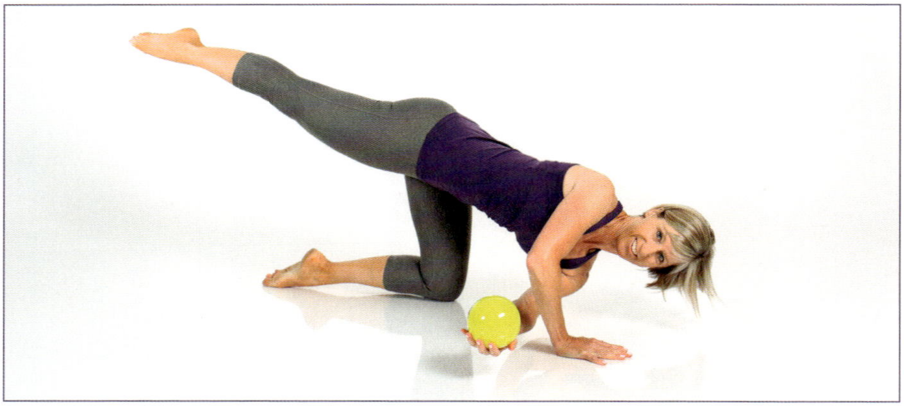

Ausgangsposition: Vierfüßlerstand.

Übungsausführung: Den Jacaranda® Ball in einer Hand halten und in Richtung Decke bewegen. 20 Sekunden lang den Ball rotieren. Nun mit dem Ball 8-10-mal unter der Schulter hindurchtauchen und sich wieder aufrichten. Diese Bewegungsabfolge noch einmal wiederholen, dann in die andere Richtung rotieren. Seitenwechsel!

Als Erschwerung das gegenüberliegende Bein nach hinten ausstrecken. Das schult zusätzlich die Gleichgewichtsfähigkeit.

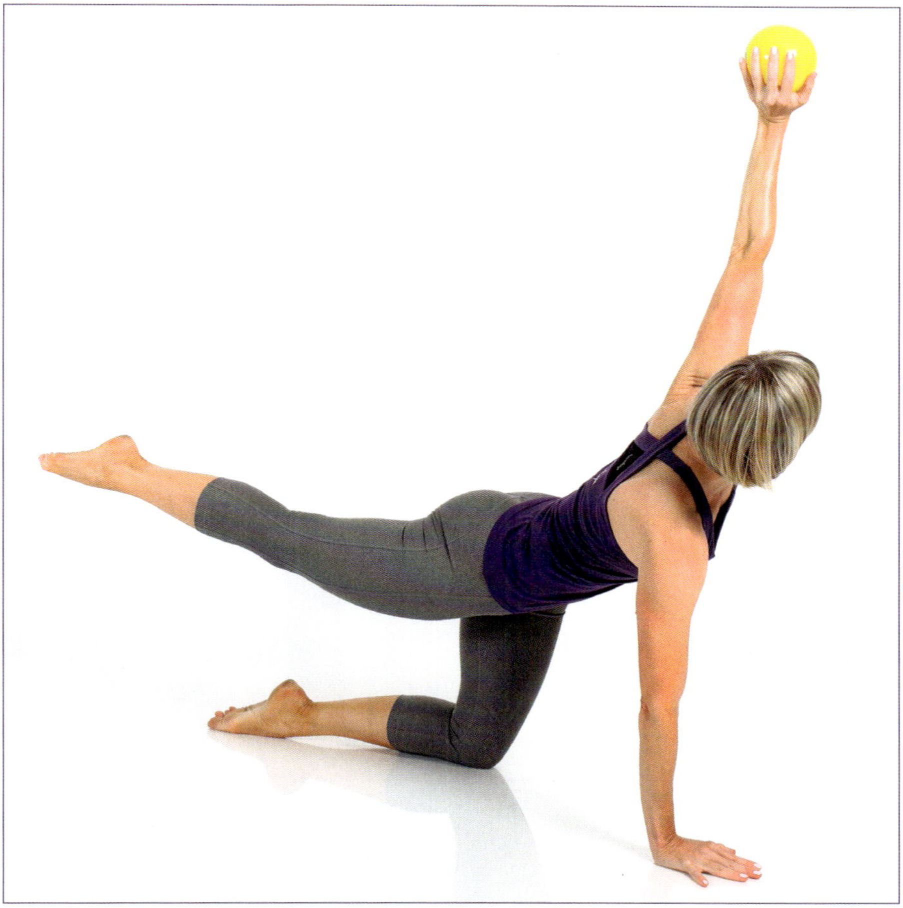

MOBILISATION DER WIRBELSÄULE UND KRÄFTIGUNG DER RUMPFSTABILISATOREN

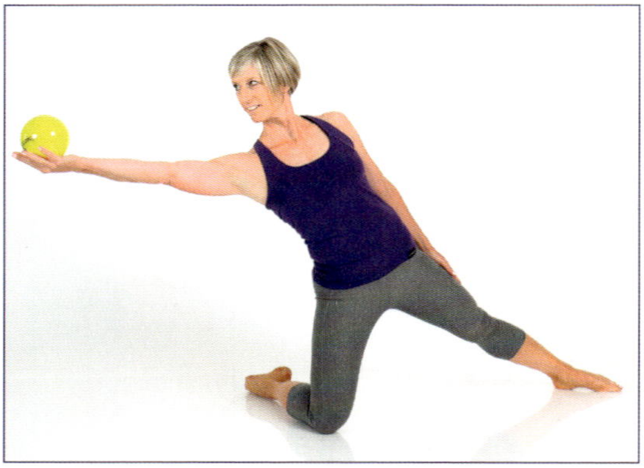
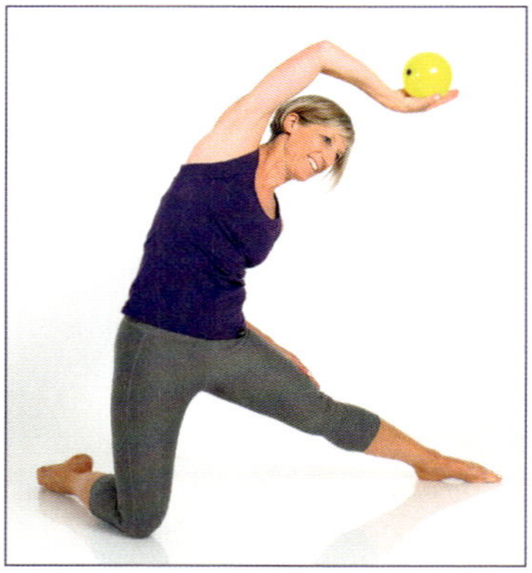
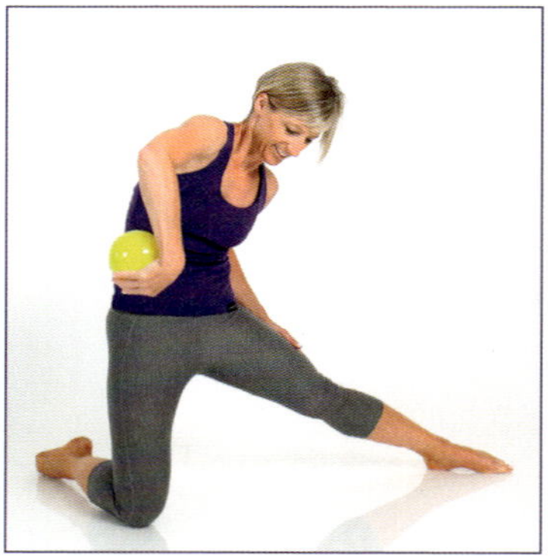
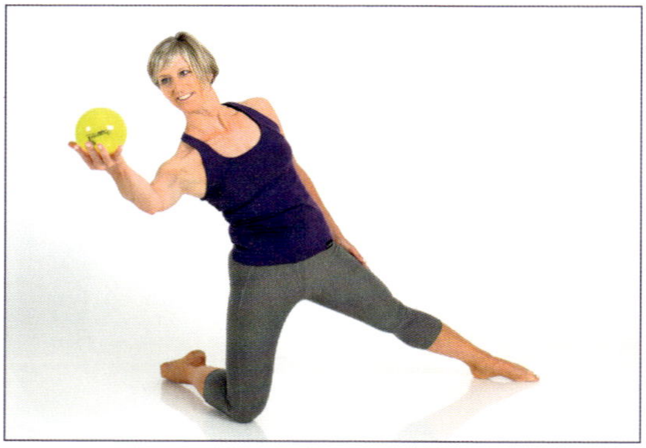
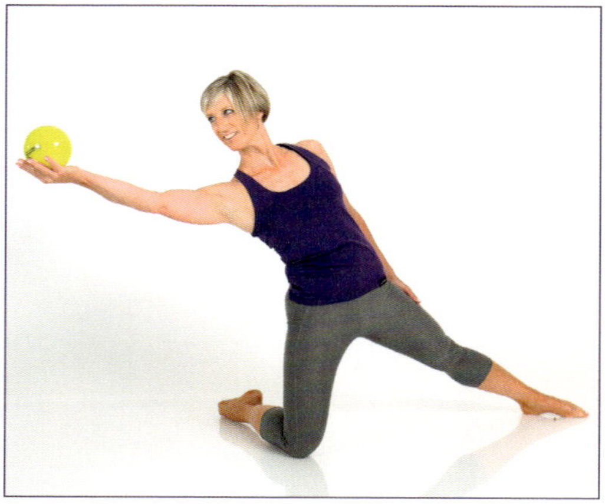

Ausgangsposition: Kniestand.

Übungsausführung: Ein Bein zur Seite strecken. Den Jacaranda® Ball in der anderen Hand halten. Nun den Ball 20 Sekunden lang weit außen rotieren. Dann 8-10-mal eine große, liegende Acht über Kopf und vor dem Körper zeichnen. Diese Bewegungsabfolge noch einmal wiederholen, jetzt aber den Jacaranda® Ball in die andere Richtung rotieren.

Die Körpermitte stabilisieren!

Als Steigerung beim Rotieren des Jacaranda® Balls das gestreckte Bein vom Boden abheben.

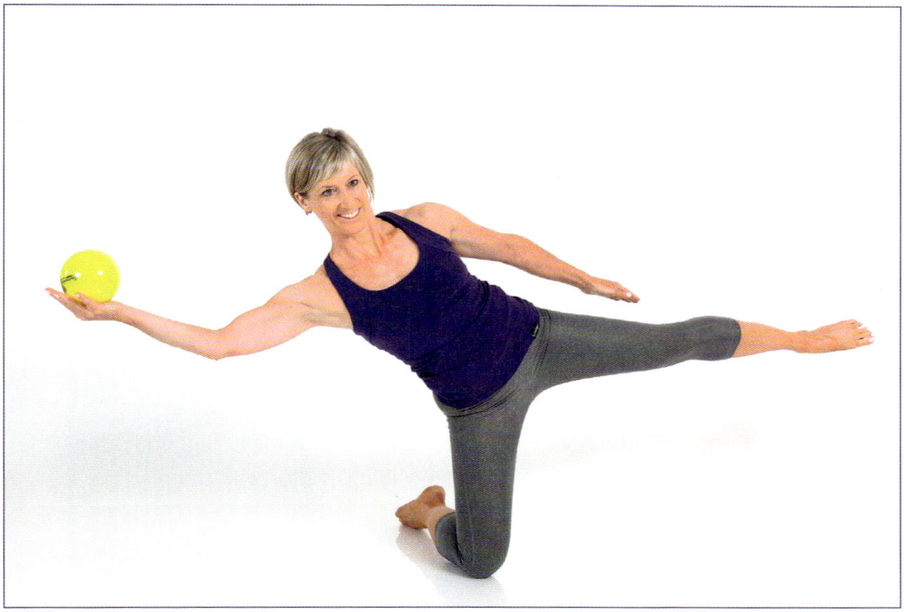

KRÄFTIGUNG DER SEITLICHEN RUMPFMUSKULATUR UND SCHULUNG DER GLEICHGEWICHTSFÄHIGKEIT

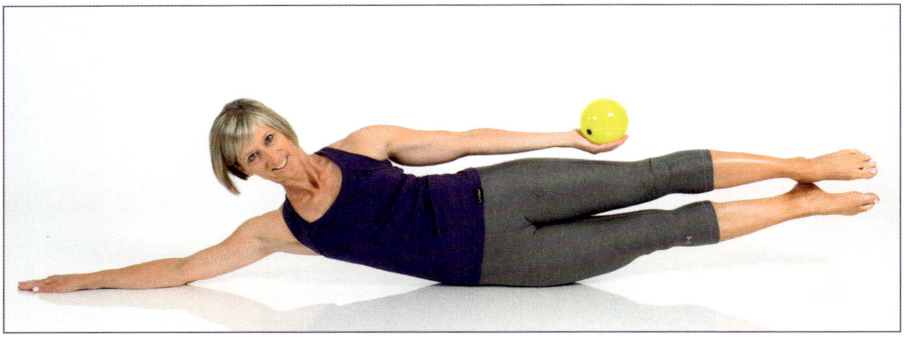

Ausgangsposition: Seitlage.

Übungsausführung: Beide Beine strecken. Den Jacaranda® Ball über den Oberschenkeln halten. Nun den Ball 10 Sekunden lang in die eine, dann in die andere Richtung rotieren.

Beide Beckenknochen sind senkrecht übereinander!

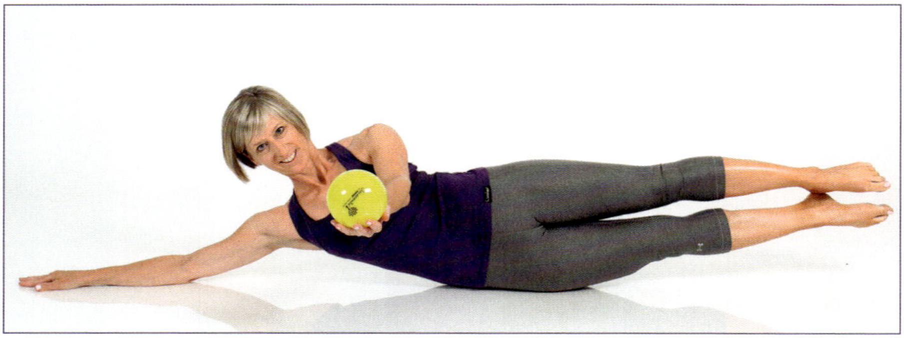

Als Variation den Jacaranda® Ball in Brustbeinhöhe halten und rotieren.

KRÄFTIGUNG DER RUMPFSTABILISATOREN UND DER BECKENBODENMUSKULATUR

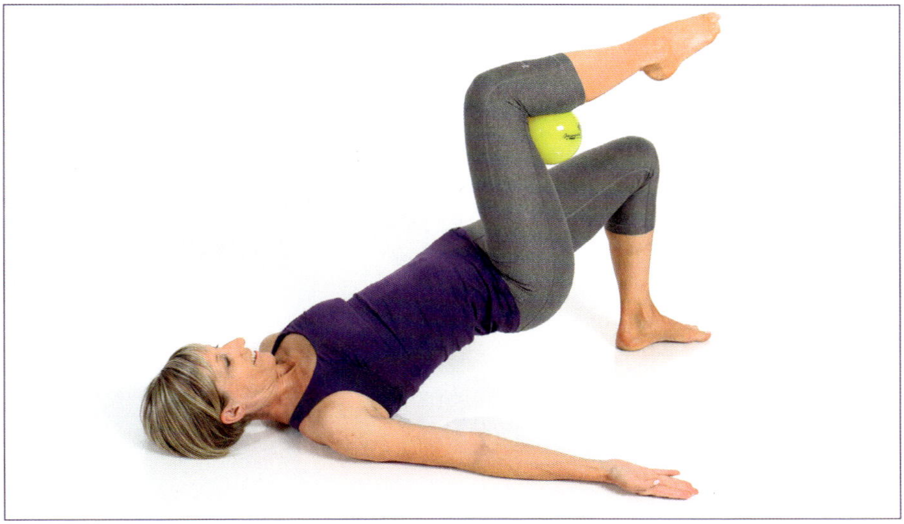

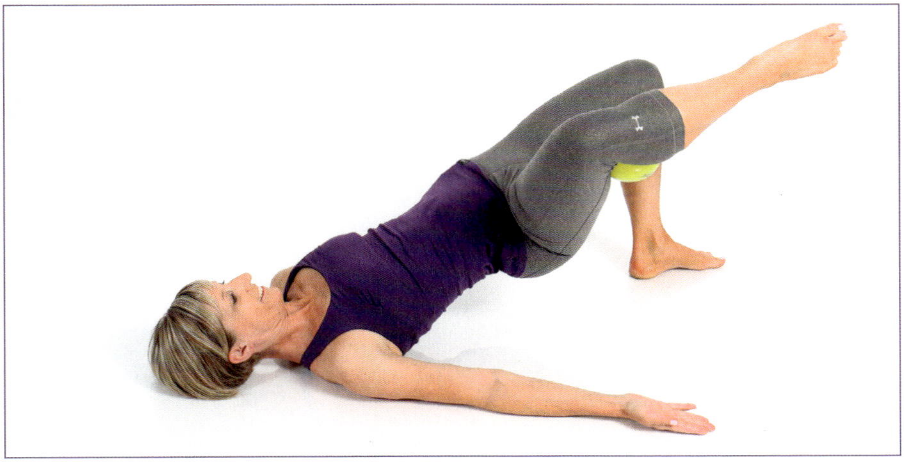

III

Ausgangsposition: Brücke.

Übungsausführung: Ein Bein abheben und den Jacaranda® Ball in die Kniekehle klemmen. Nun das Knie etwas nach außen fallen lassen und wieder anheben. 10-15 Wiederholungen je Seite.

Das Becken bleibt stabil!

Den Oberkörper bis zu den Schulterblattspitzen anheben!

KRÄFTIGUNG DER RUMPFSTABILISATOREN, DER OBERSCHENKELRÜCKSEITE UND DER GESÄSSMUSKULATUR

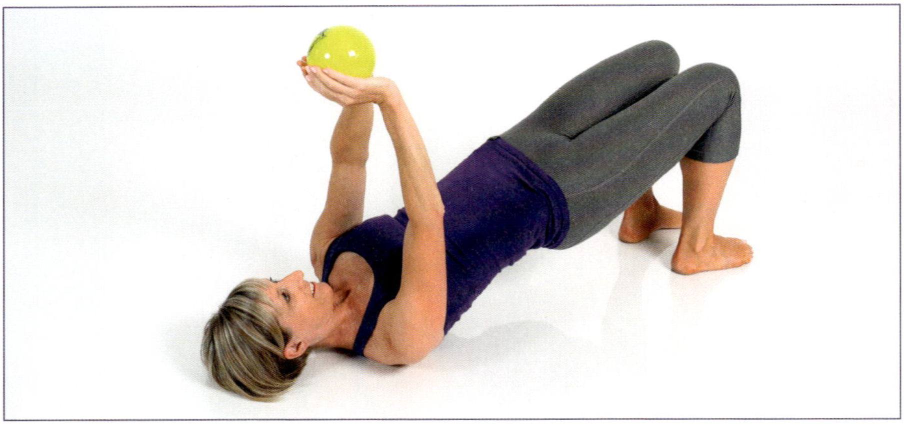

Ausgangsposition: Brücke.

Übungsausführung: Den Jacaranda® Ball senkrecht über dem Brustbein halten und 10 Sekunden lang in die eine, dann in die andere Richtung rotieren.

Den Oberkörper maximal bis zu den Schulterblattspitzen anheben!

Das Becken stabil halten!

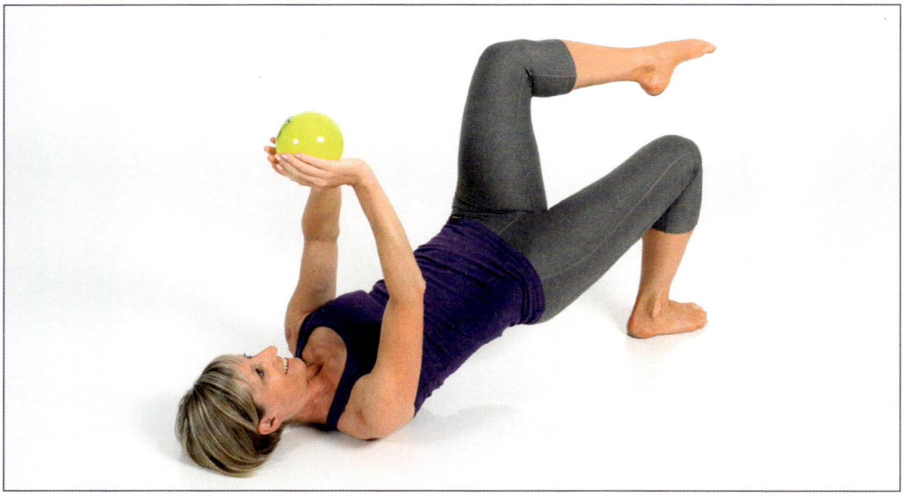

Als Steigerung ein Bein abheben.

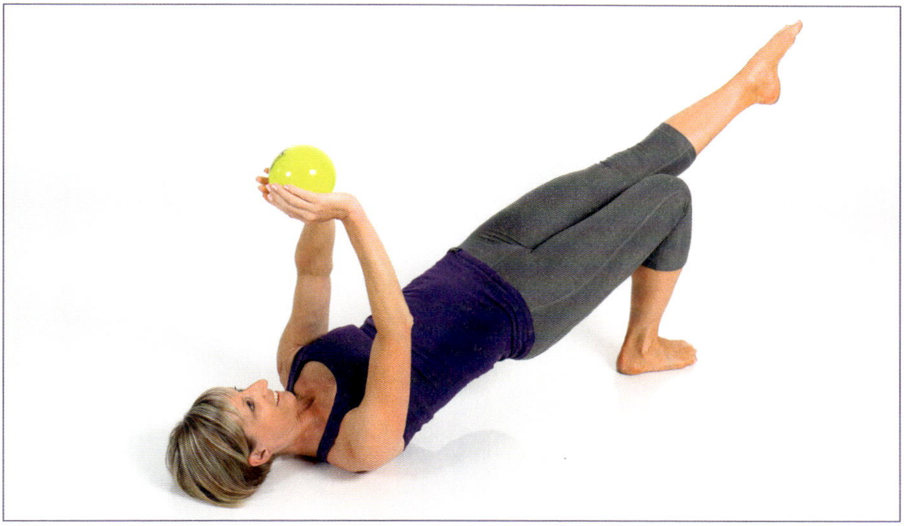

Als Steigerung das abgehobene Bein strecken.

Das Becken stabil halten!

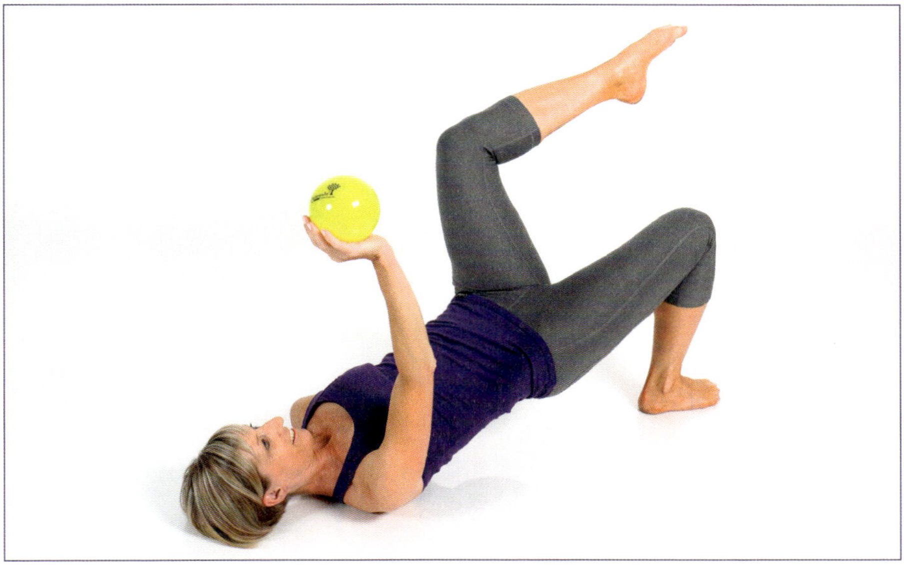

Als Steigerung ein Bein abheben und den Ball in der gegenüberliegenden Hand rotieren.

ENTSPANNUNG UND MOBILISATION DES SCHULTERGÜRTELS

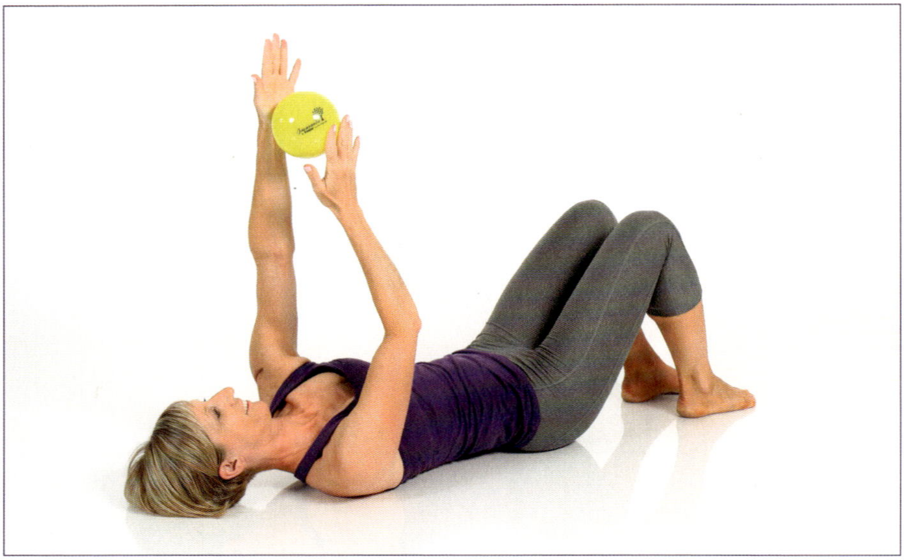

Ausgangsposition: **Rückenlage mit aufgestellten Beinen.**

Übungsausführung: Nun den Jacaranda® Ball in beiden Händen halten und im Wechsel die rechte und linke Hand in Richtung Decke schieben.

Die Schultern im Wechsel vom Boden abheben! Der Kopf bleibt entspannt am Boden liegen!

DEHNUNG DER FASZIALEN LATERALLINIE

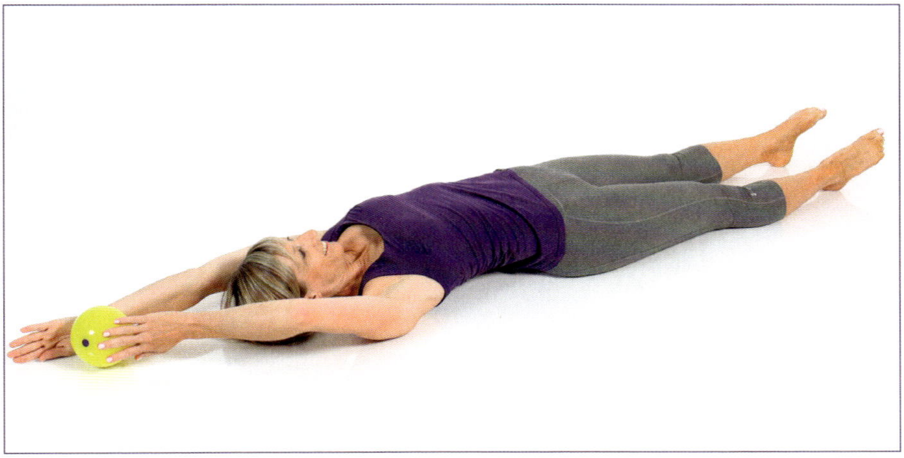

Ausgangsposition: **Rückenlage.**

Übungsausführung: Den Jacaranda® Ball zwischen den Händen halten und im Wechsel den rechten und linken Arm nach hinten schieben.

ENTSPANNUNG

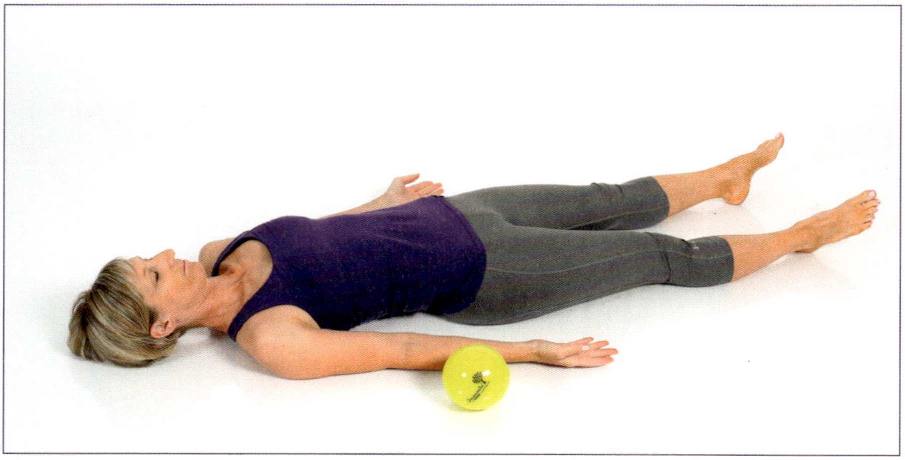

Ausgangsposition: Rückenlage.

Übungsausführung: Die Augen schließen und den Atem fließen lassen. Mit jedem Ausatmen tiefer in Richtung Boden sinken.

3.3 Pilates

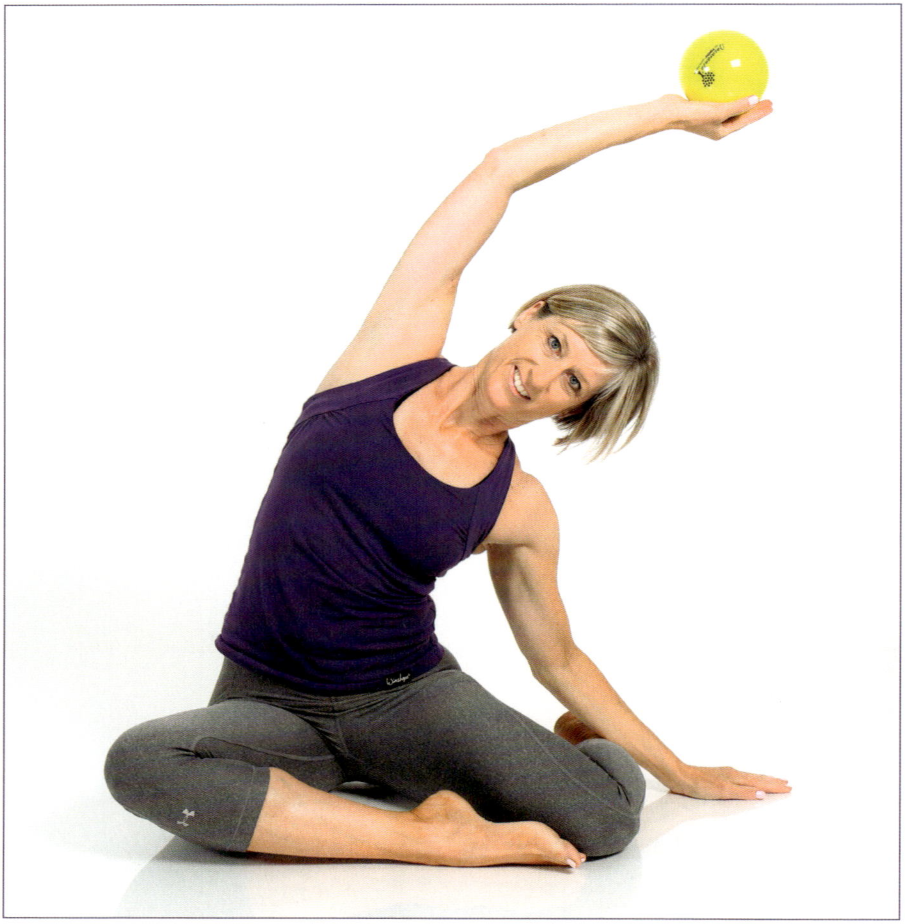

Joseph Pilates wusste es schon lange. Besonders wichtig für eine aufrechte Haltung und einen gesunden, flexiblen Körper ist das Training der Körpermitte (das *Powerhouse*) und das Training von langen Muskelketten, also kein isoliertes Muskeltraining.

Prinzipien, die Joseph Pilates auch schon zu seiner Zeit als Merkmale seines Trainings festlegte, spiegeln auch die Merkmale des heutigen Faszienfitnesstrainings nach Dr. Robert Schleip wider.

LANGE KETTEN, FEDERNDE ELEMENTE, DEHNENDE BEWEGUNGEN.

Folgende Grundprinzipien gelten für das Pilates-Training

Konzentration

Jede Bewegung beginnt im Gehirn, deshalb steigt die Bewegungsqualität durch Konzentration.

Atmung

Durch das bewusste Ausatmen wird automatisch die tiefe Bauchmuskulatur, der M. transversus, aktiviert. Durch die Nase einatmen, durch den Mund (die sogenannte *Lippenbremse*) ausatmen. Die Pilates-Atmung ist eine Flankenatmung, das heißt, die Einatmung erfolgt in den seitlichen Brustkorb.

Powerhouse

Das *Powerhouse* ist unser Energiezentrum, die Kraftmitte! Alle Bewegungen werden von der Mitte aus eingeleitet. Wichtig für eine stabile Mitte sind der aktivierte Beckenboden, die zueinandergezogenen Rippenbögen und der sanft zur Wirbelsäule gezogene Bauchnabel. Das Becken bleibt dabei in neutraler Position.

Fließende Bewegungen

Jede Bewegung findet im Atemfluss statt, deshalb finden im Pilates-Training keine isolierten, statischen Übungen statt.

Entspannung

Die Muskeln sollen nur angespannt werden, wenn es gefordert ist. Der Schultergürtel, der Nacken und der Kiefer sind immer entspannt!

Koordination

Je öfter die Bewegungen wiederholt werden, umso automatisierter wird jede einzelne Bewegung und umso bewusster wird jede Übung ausgeführt.

Kontrolle

Unsere Belastungsgrenzen sind jeden Tag anders, deshalb ist es wichtig, sich selbst wahrzunehmen und zu kontrollieren.

STABILISATION UND SCHULUNG DER GLEICHGEWICHTSFÄHIGKEIT

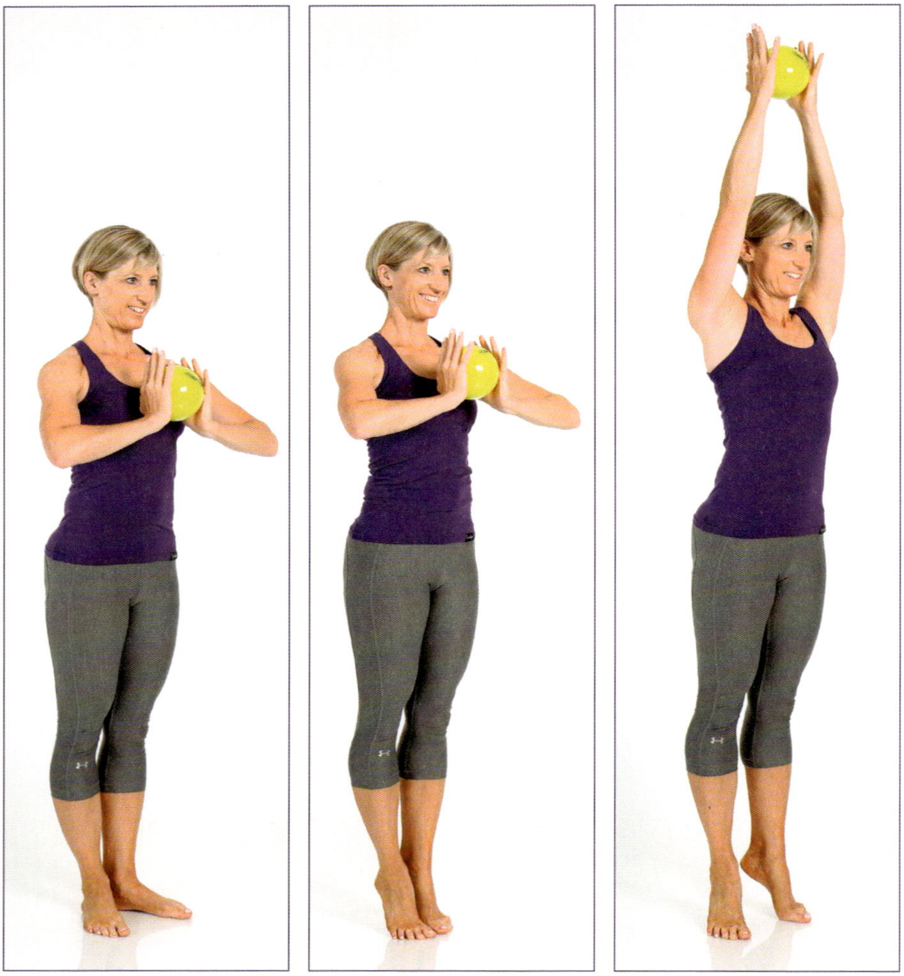

Ausgangsposition: Aufrechter Stand, Pilates-V-Stellung der Füße.

Übungsausführung: Den Jacaranda® Ball in beiden Händen vor dem Brustbein halten. Nun die Arme in Richtung Decke strecken, sich dabei in den Zehenstand hochdrücken. Nach 8-10 Wiederholungen oben bleiben und den Jacaranda® Ball 10 Sekunden rechtsherum, 10 Sekunden linksherum kreisen lassen.

SCHULUNG DER GLEICHGEWICHTSFÄHIGKEIT, KRÄFTIGUNG DER SEITLICHEN RUMPFMUSKULATUR UND KRÄFTIGUNG DER STABILISATOREN DES RUMPFS

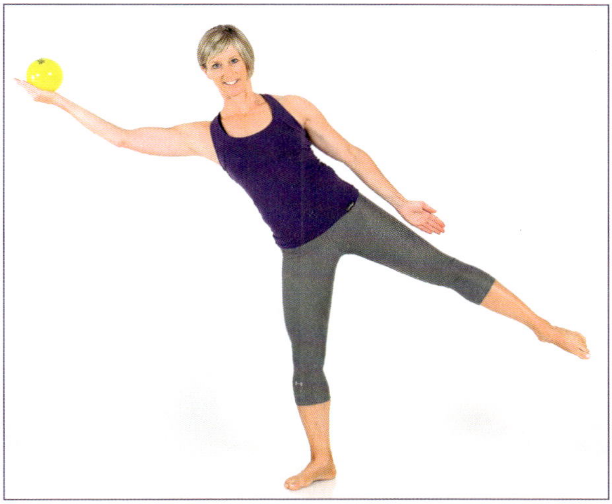

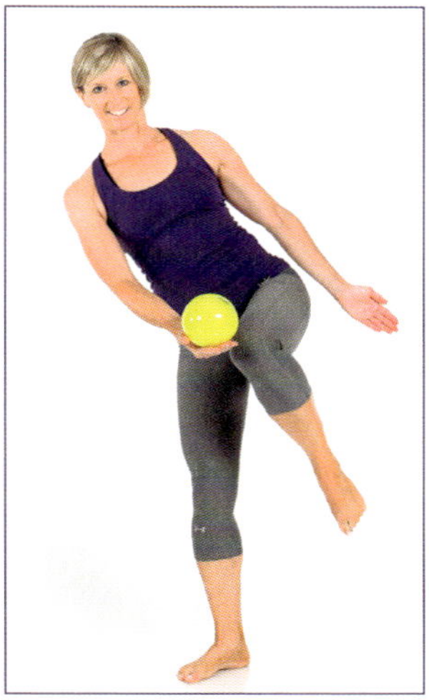

Ausgangsposition: Einbeinstand.

Übungsausführung: Einen Arm zur Seite strecken, das gegenüberliegende Bein zur anderen Seite strecken. Nun 10 Sekunden lang den Jacaranda® Ball in eine Richtung rotieren. Dann mit dem Ausatmen Hand und Knie zueinanderführen und mit dem Einatmen auseinanderführen. Nach 10-15 Wiederholungen wieder in der Position halten und den Jacaranda® Ball 10 Sekunden lang in die andere Richtung rotieren.

SCHULUNG DER GLEICHGEWICHTSFÄHIGKEIT, KRÄFTIGUNG DER KÖRPERRÜCKSEITE UND KRÄFTIGUNG DER STABILISATOREN DES RUMPFS

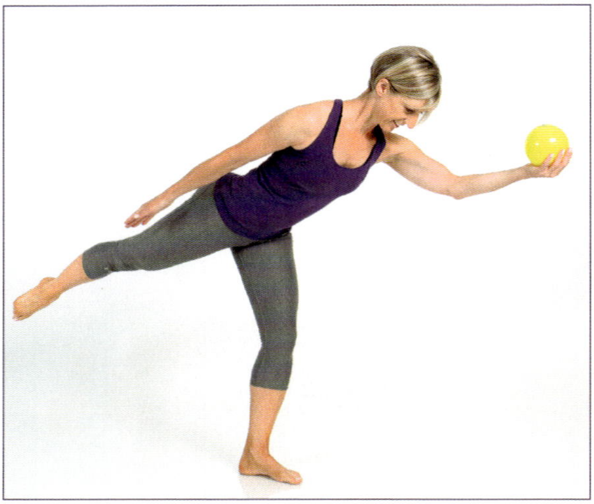

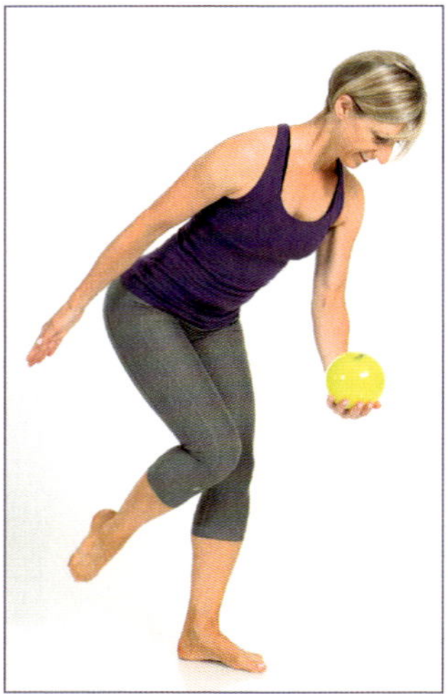

Ausgangsposition: Einbeinstand.

Übungsausführung: Einen Arm nach vorne strecken, das gegenüberliegende Bein nach hinten strecken. Nun 10 Sekunden lang den Jacaranda® Ball in eine Richtung rotieren. Dann Hand und Knie mit dem Ausatmen zueinanderführen und mit dem Einatmen auseinanderführen. Nach 10-15 Wiederholungen wieder in der Position halten und den Jacaranda® Ball 10 Sekunden lang in die andere Richtung rotieren.

MOBILISATION DER BRUSTWIRBELSÄULE UND DES SCHULTERGÜRTELS

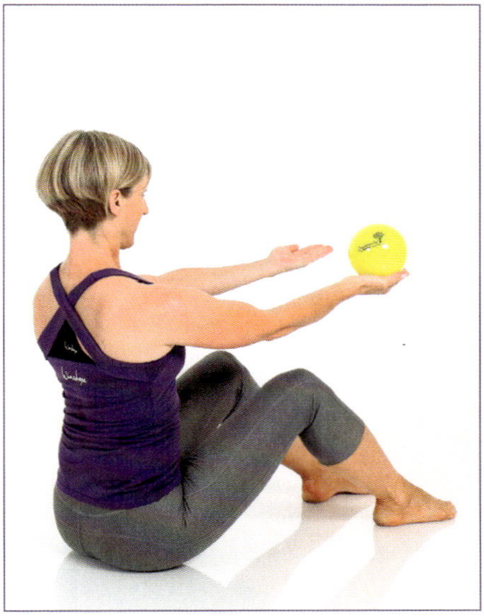

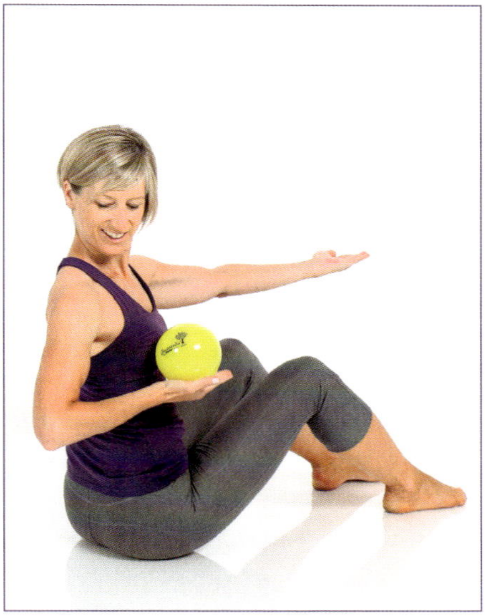

Ausgangsposition: Aufrechter Sitz.

Übungsausführung: Den Jacaranda® Ball in eine Hand legen. Einatmen und sich aufrichten, mit dem Ausatmen den Ellbogen zurückführen. Einatmen und die Wirbelsäule wieder strecken. Den Jacaranda® Ball in die andere Hand wechseln und zur anderen Seite drehen. Der Blick folgt dem Ball. Je Seite 8-10 Wiederholungen.

KRÄFTIGUNG DER SCHRÄGEN BAUCHMUSKULATUR, MOBILISATION DER BRUSTWIRBELSÄULE UND DER LENDENWIRBELSÄULE

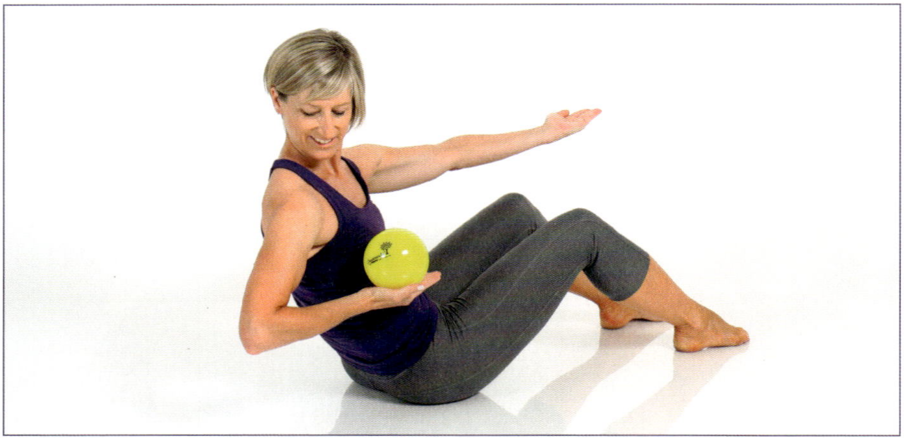

Weiterführend das Becken beim Ausatmen kippen. Wieder je Seite 6-8 Wiederholungen.

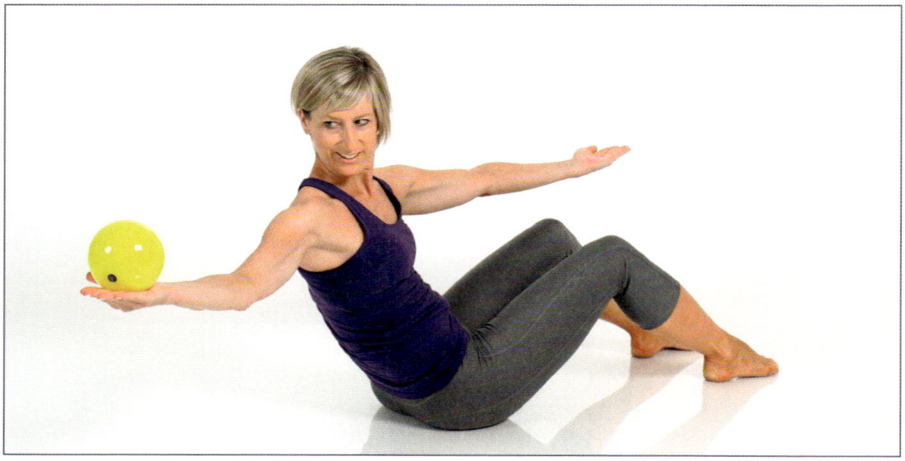

Weiterführend den Arm nach hinten strecken. Einatmen und die Wirbelsäule wieder strecken. Den Jacaranda® Ball in die andere Hand wechseln und zur anderen Seite drehen. Der Blick folgt dem Ball. Je Seite 8-10 Wiederholungen. Nun hinten halten und 20 Sekunden lang den Jacaranda® Ball rotieren. Seitenwechsel!

KRÄFTIGUNG DER GERADEN BAUCHMUSKULATUR UND SCHULUNG DER GLEICHGEWICHTSFÄHIGKEIT

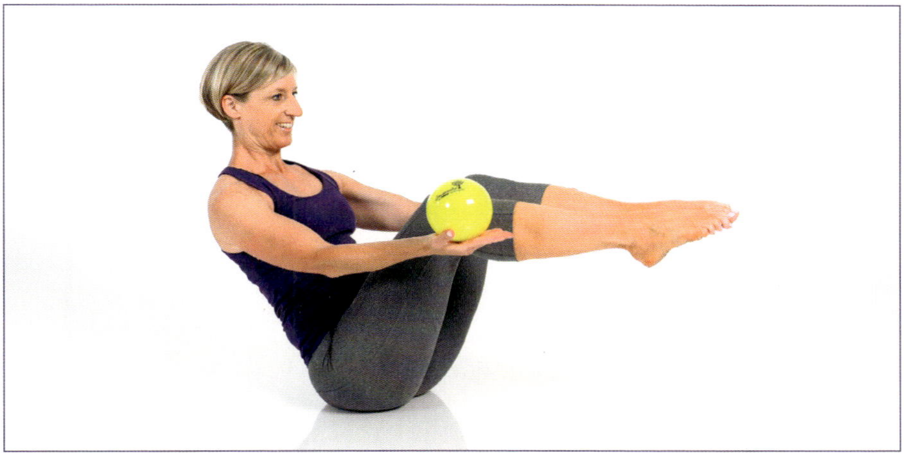

Ausgangsposition: Aufrechter Sitz.

Übungsausführung: Beide Beine rechtwinklig anheben. Nun den Jacaranda® Ball in einer Hand halten und 10 Sekunden lang in die eine, dann in die andere Richtung rotieren. Kurze Pause, dann Seitenwechsel!

Den Rücken gerade halten!

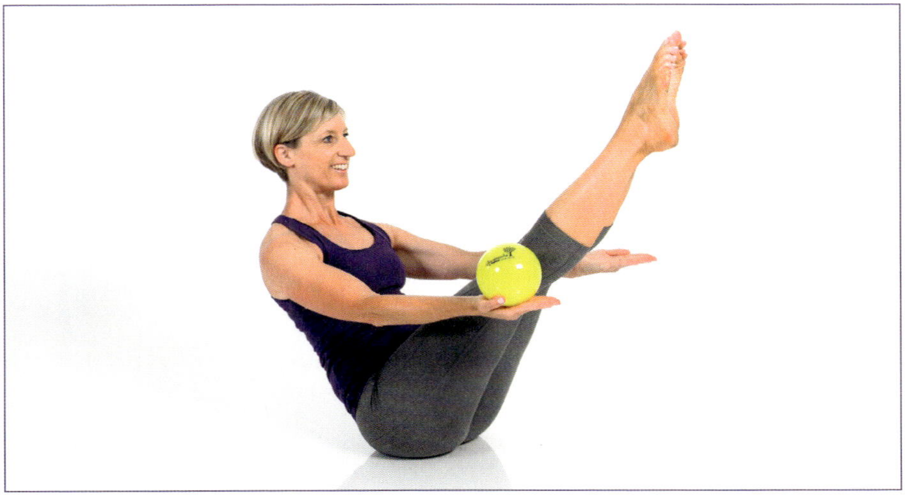

III

Als Steigerung beide Beine strecken.

AKTIVIERUNG DER STABILISATOREN UND KRÄFTIGUNG DES TIEFEN, QUEREN BAUCHMUSKELS

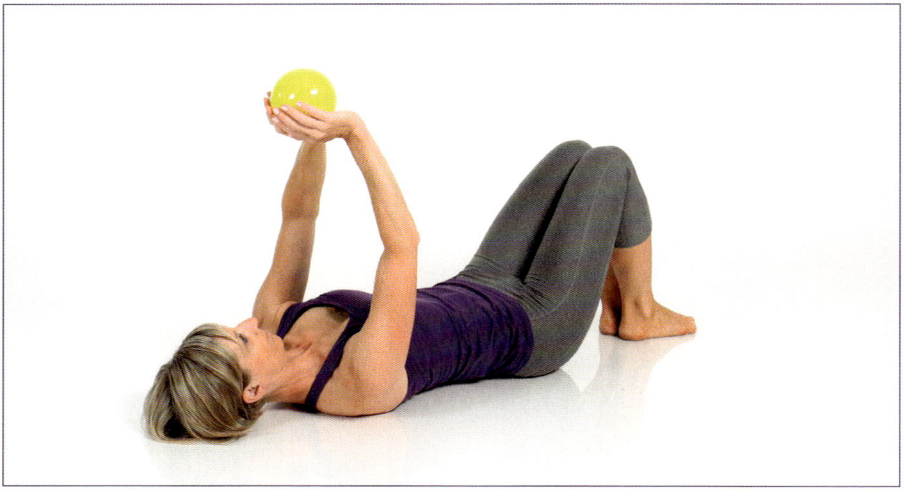

Ausgangsposition: **Rückenlage mit aufgestellten Beinen.**

Übungsausführung: Die Wirbelsäule liegt in ihrer Neutralposition (unter der Lendenwirbelsäule ist etwas Luft). Nun den Jacaranda® Ball in beiden Händen über dem Brustbein halten und 10 Sekunden lang in die eine, dann in die andere Richtung rotieren.

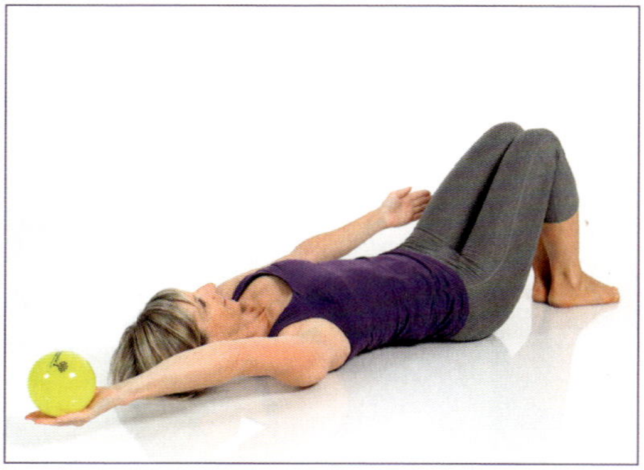

Nun den Ball in einer Hand halten und mit dem Ausatmen hinter den Körper führen, mit dem Einatmen wieder über das Brustbein und über dem Brustbein in die andere Hand wechseln. Mit der anderen Hand wiederholen. Jede Seite 10-15 Wiederholungen.

Als Steigerung das gegenüberliegende Bein über dem Boden ausstrecken und wieder aufstellen.

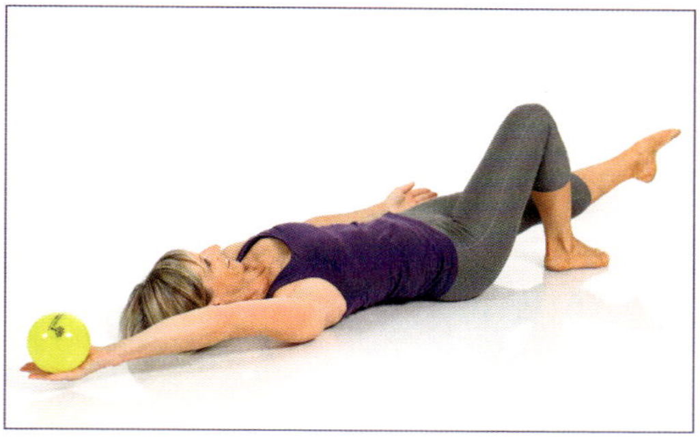

Als weitere Steigerung beide Beine anheben und die vorangegangene Übung wiederholen. Bevor Sie die Arme bewegen, 10 Sekunden lang den Jacaranda® Ball in die eine, dann in die andere Richtung rotieren.

Die Wirbelsäule bleibt ruhig in der Neutralposition liegen!

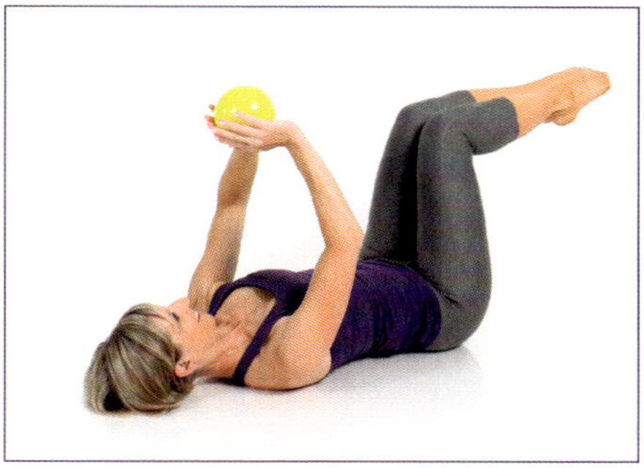

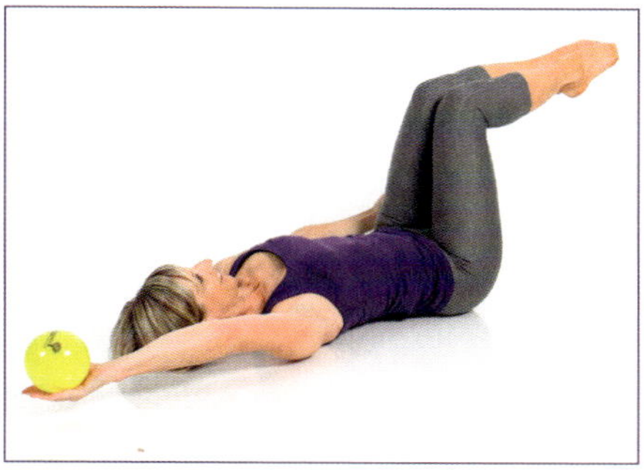

Weiter steigernd nun das gegenüberliegende Bein über dem Boden ausstrecken.

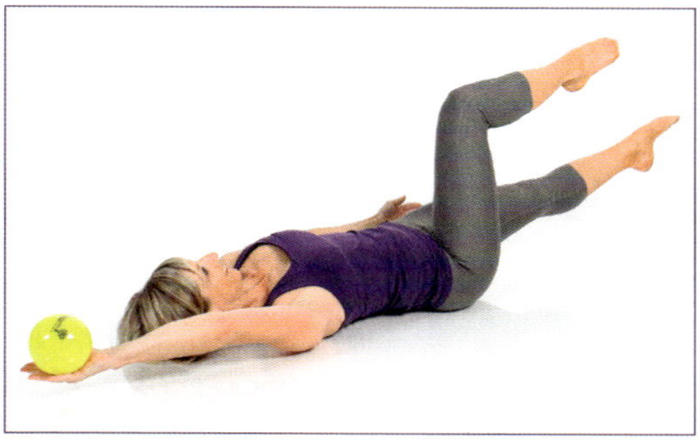

KRÄFTIGUNG DER GERADEN BAUCHMUSKULATUR

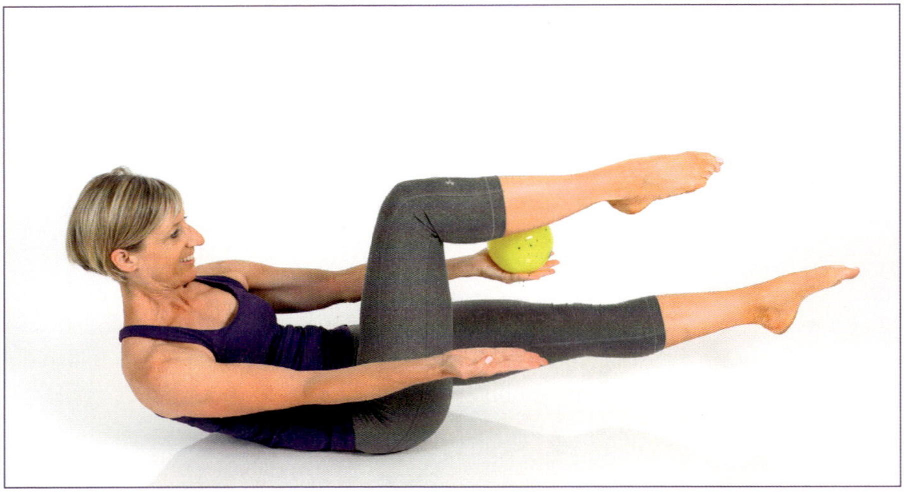

Ausgangsposition: Rückenlage.

Übungsausführung: Beide Beine anheben. Den Oberkörper bis zu den Schulterblattspitzen anheben. Den Jacaranda® Ball in einer Hand halten. Nun ein Bein über dem Boden ausstrecken. Den Ball in einer Hand halten und 10 Sekunden lang in die eine, dann in die andere Richtung rotieren. Kurze Pause, dann Seitenwechsel!

Den Rücken fest auf den Boden drücken!

KRÄFTIGUNG DER KÖRPERRÜCKSEITE, DER RUMPFSTABILISATOREN UND MOBILISATION DER WIRBELSÄULE

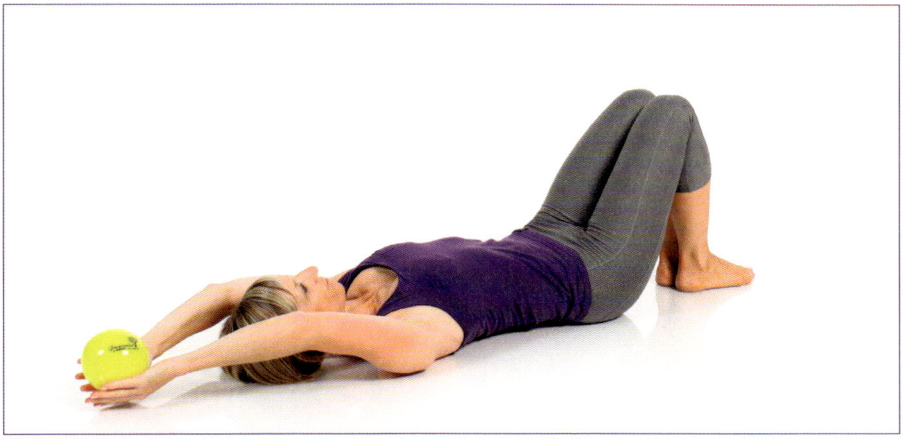

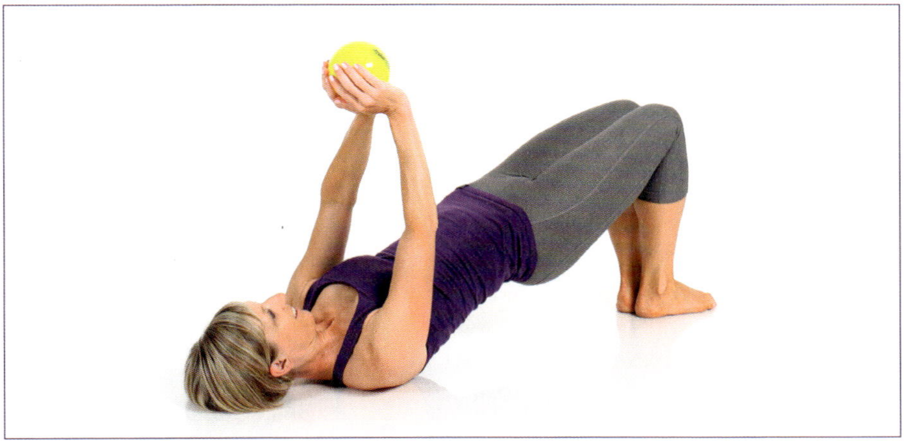

Ausgangsposition: Rückenlage mit aufgestellten Beinen.

Übungsausführung: Den Jacaranda® Ball in beiden Händen hinter dem Körper halten. Nun das Becken mit dem Ausatmen Wirbel für Wirbel aufrollen (bis zu den Schulterblattspitzen), oben kurz halten und einatmen, mit dem Ausatmen wieder abrollen und den Ball hinter den Körper bewegen. Nach 10-15 Wiederholungen oben halten und den Ball 10 Sekunden lang in die eine, dann in die andere Richtung rotieren. Die Auf- und Abbewegung noch einmal wiederholen.

Den Nacken entspannen!

KRÄFTIGUNG DER SEITLICHEN RUMPFMUSKULATUR UND DER OBERSCHENKELAUSSENSEITE

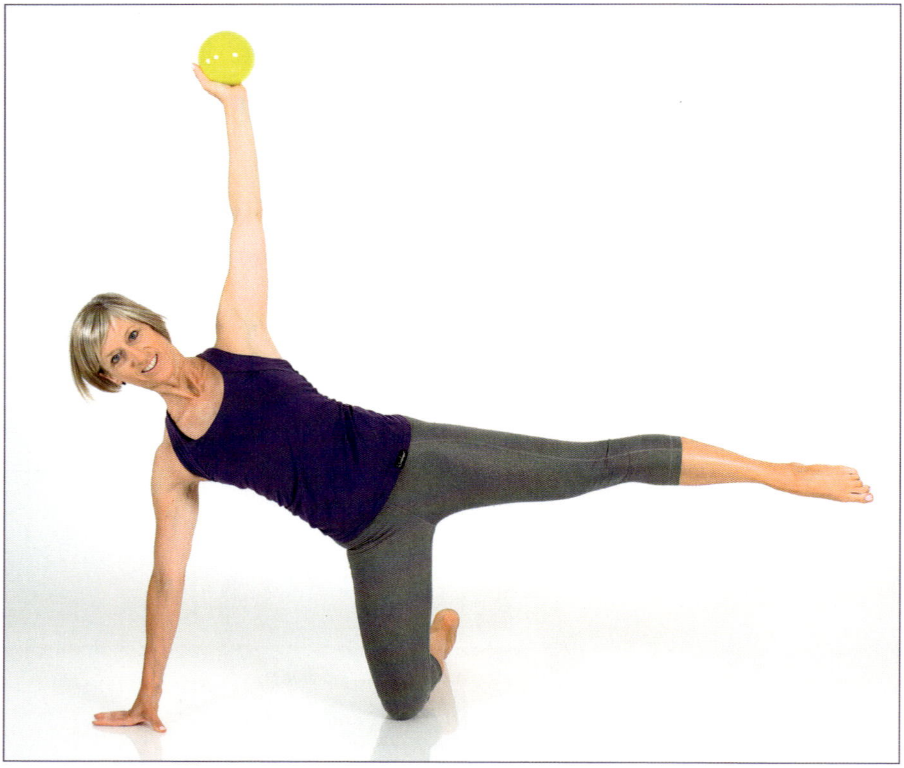

Ausgangsposition: Knieseitstütz.

Übungsausführung: Das Knie und die aufgestützte Hand befinden sich in einer Linie. Den Jacaranda® Ball senkrecht nach oben halten. Das Bein waagerecht über dem Boden anheben. Nun den Ball 10 Sekunden lang in die eine, dann in die andere Richtung rotieren. Dann mit dem abgehobenen Bein kleine Kreise ausführen. 30 Sekunden lang. Seitenwechsel!

Drücken Sie sich aus der Schulter des aufgestellten Arms heraus! Den Atem fließen lassen!

KRÄFTIGUNG DER SEITLICHEN RUMPFMUSKULATUR UND MOBILISATION DER WIRBELSÄULE

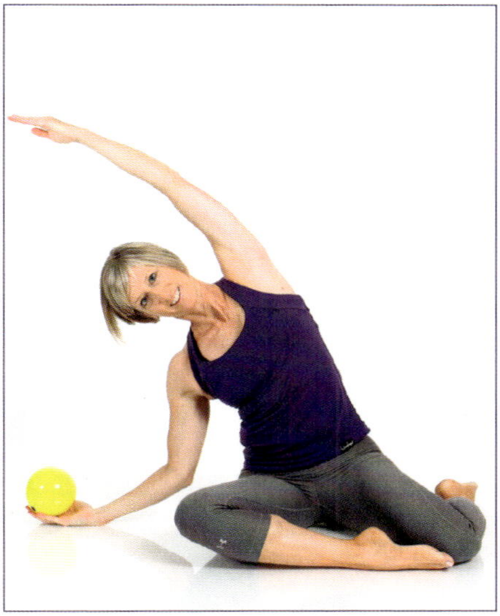

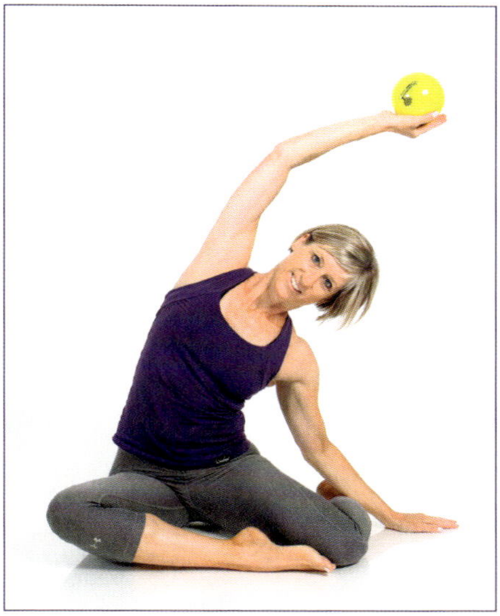

Ausgangsposition: Z-Sitz.

Übungsausführung: Den Jacaranda® Ball in einer Hand halten. Einatmen, den Oberkörper zur Seite neigen. Mit dem Ausatmen den Ball über Kopf bewegen, dabei den Rumpf zur anderen Seite beugen. Mit jeder Seite 10-15-mal wiederholen.

Versuchen Sie, das Gesäß am Boden zu behalten!

KRÄFTIGUNG DER GESÄSS- UND OBERSCHENKELMUSKULATUR UND MOBILISATION DER HÜFTGELENKE

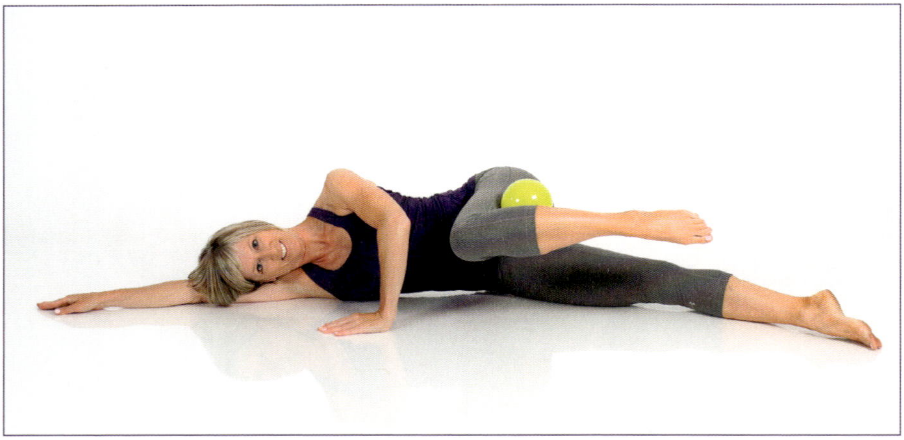

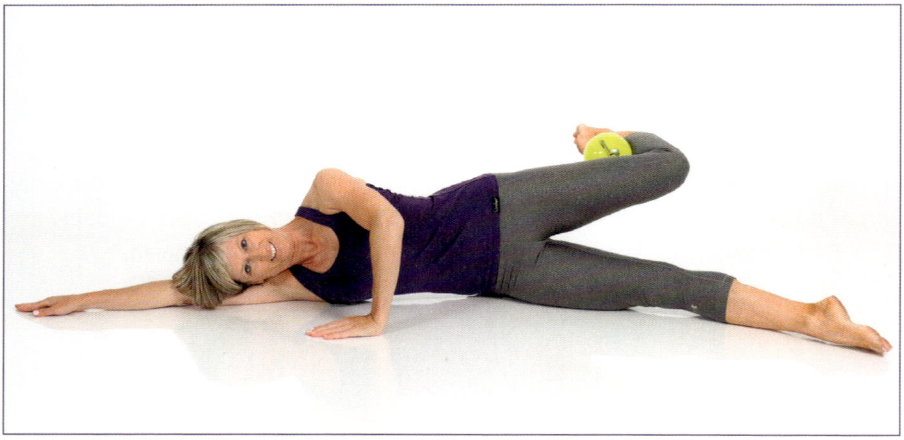

Ausgangsposition: Seitlage.

Übungsausführung: Das liegende Bein im 30°-Winkel nach vorne ablegen. Unter der Taille bleibt das sogenannte *Taillendreieck* (Somit ist der tiefe, quere Bauchmuskel und der Beckenboden aktiv!). Den Jacaranda® Ball in die Kniekehle des angehobenen Beins klemmen. Nun das Bein mit dem Einatmen nach vorne bewegen, mit dem Ausatmen zurückbewegen. Je Seite 15-20 Wiederholungen.

Das Becken bleibt stabil!

KRÄFTIGUNG DER RUMPFSTABILISATOREN, DER OBERSCHENKELRÜCKSEITE, DER GESÄSS- UND UNTEREN RÜCKENMUSKULATUR UND MOBILISATION DER HÜFTGELENKE

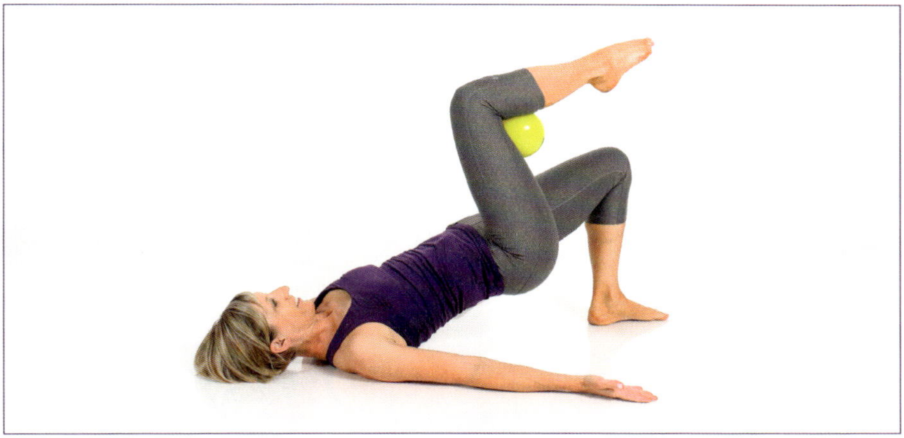

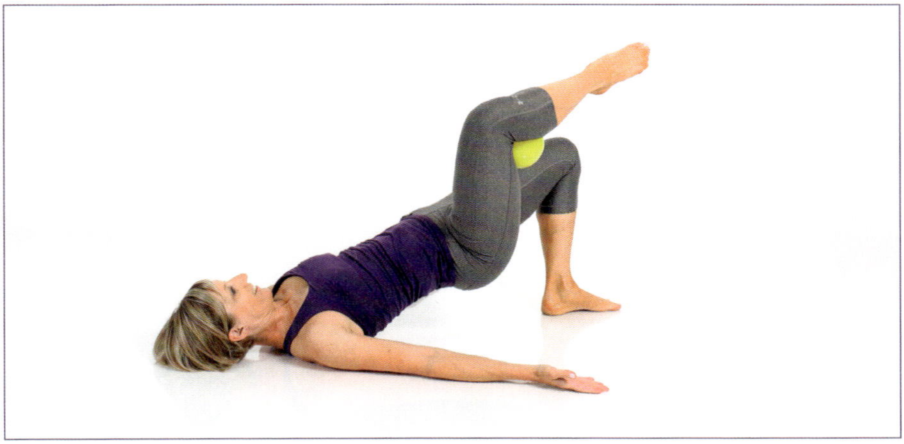

Ausgangsposition: Brücke.

Übungsausführung: Ein Bein anheben. In die Kniekehle des angehobenen Beins den Jacaranda® Ball klemmen. Nun mit dem Ausatmen das Bein zur Seite kippen lassen. Einatmen und wieder zurückführen. Je Seite 10-15 Wiederholungen.

Den Schultergürtel entspannen! Das Becken bleibt stabil!

Zur Erleichterung das Becken am Boden ablegen.

KRÄFTIGUNG DER RUMPFSTABILISATOREN UND MOBILISATION DER BRUSTWIRBELSÄULE

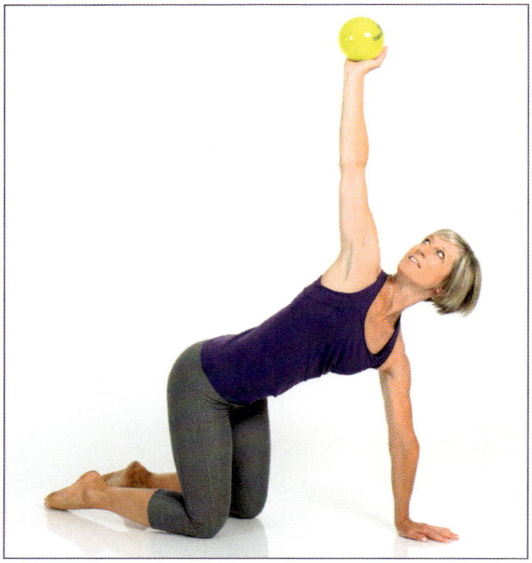

Ausgangsposition: Vierfüßlerstand.

Übungsausführung: Den Jacaranda® Ball in einer Hand halten. Nun den Ball in Richtung Decke bewegen und 10 Sekunden lang in die eine, dann in die andere Richtung rotieren.

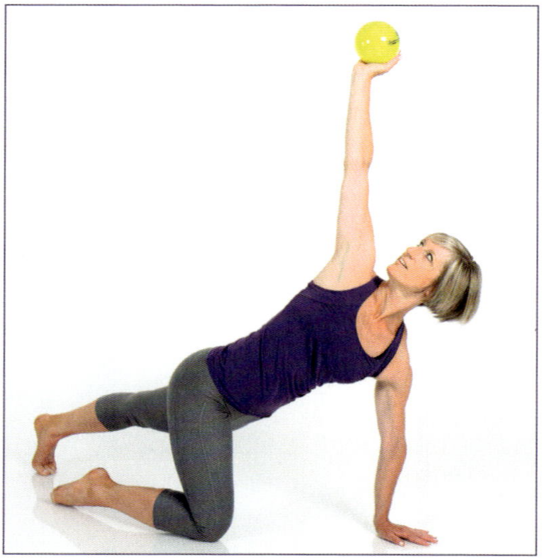

Als Steigerung das gegenüberliegende Bein nach hinten ausstrecken.

KRÄFTIGUNG DER RUMPFSTABILISATOREN, MOBILISATION DER WIRBELSÄULE UND SCHULUNG DER GLEICHGEWICHTSFÄHIGKEIT

Ausgangsposition:
Vierfüßlerstand.

Übungsausführung: Ein Bein nach hinten ausstrecken. Den gegenüberliegenden Arm mit dem Jacaranda® Ball nach oben strecken. Nun den Ball 20 Sekunden lang in die eine Richtung rotieren. Dann mit dem Ausatmen mit dem Ball unter dem Körper durchtauchen und sich mit dem Einatmen wieder aufrichten. 8-10-mal wiederholen. Nun oben halten und den Jacaranda® Ball 10 Sekunden lang in die andere Richtung rotieren und anschließend die Bewegung wiederholen.

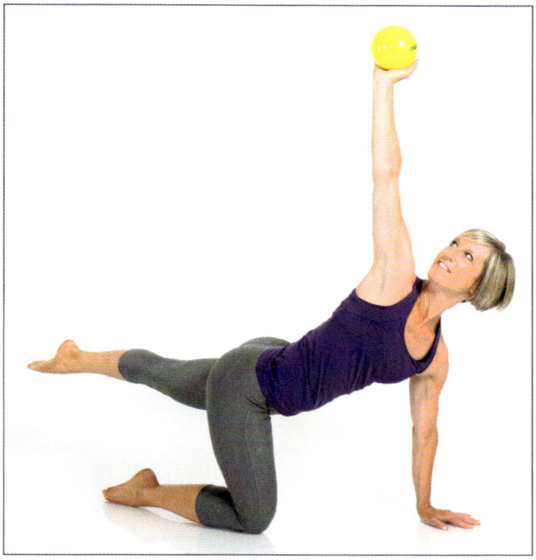

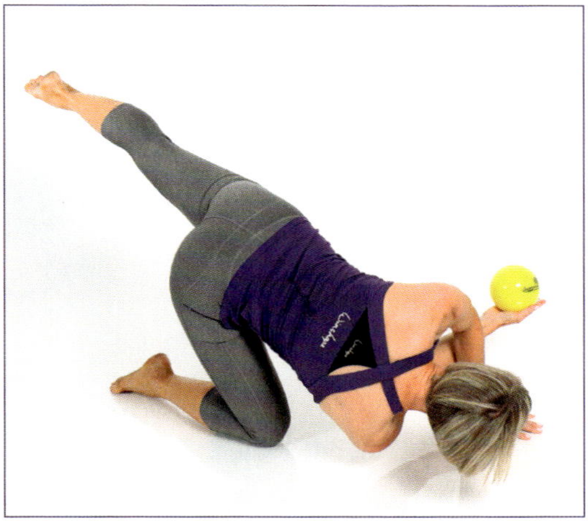

KRÄFTIGUNG DER RÜCKSEITIGEN MUSKULATUR, MOBILISATION DES SCHULTERGÜRTELS UND DER GESAMTEN WIRBELSÄULE

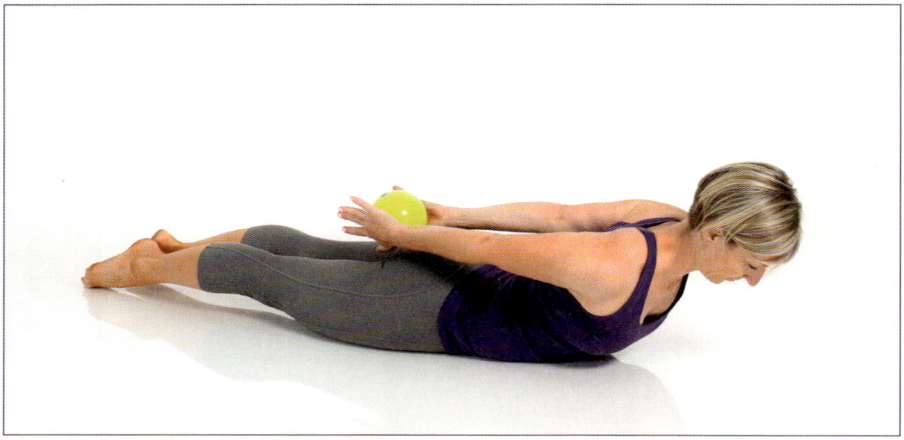

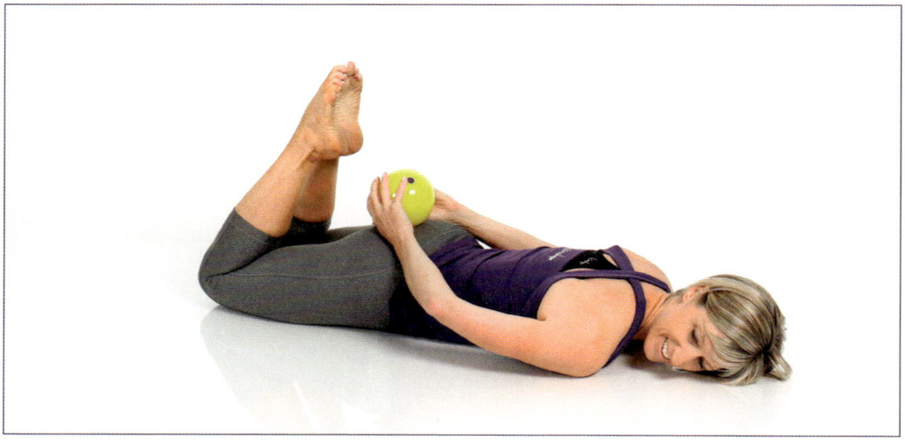

Ausgangsposition: Bauchlage.

Übungsausführung: Den Jacaranda® Ball in beiden Händen hinter dem Körper halten. Nun einatmen und den Ball in Richtung Gesäß bewegen. Dabei den Kopf abheben. Der Blick zeigt in Richtung Boden. Dann den Oberkörper ablegen, den Kopf zu einer Seite drehen (bei der nächsten Wiederholung den Kopf zur anderen Seite drehen), die Ellbogen fallen zur Seite. Mit den Füßen zwei Kicks in Richtung Gesäß ausführen. Diese Bewegungsabfolge 8-10-mal wiederholen.

3.4 Dein Yoga

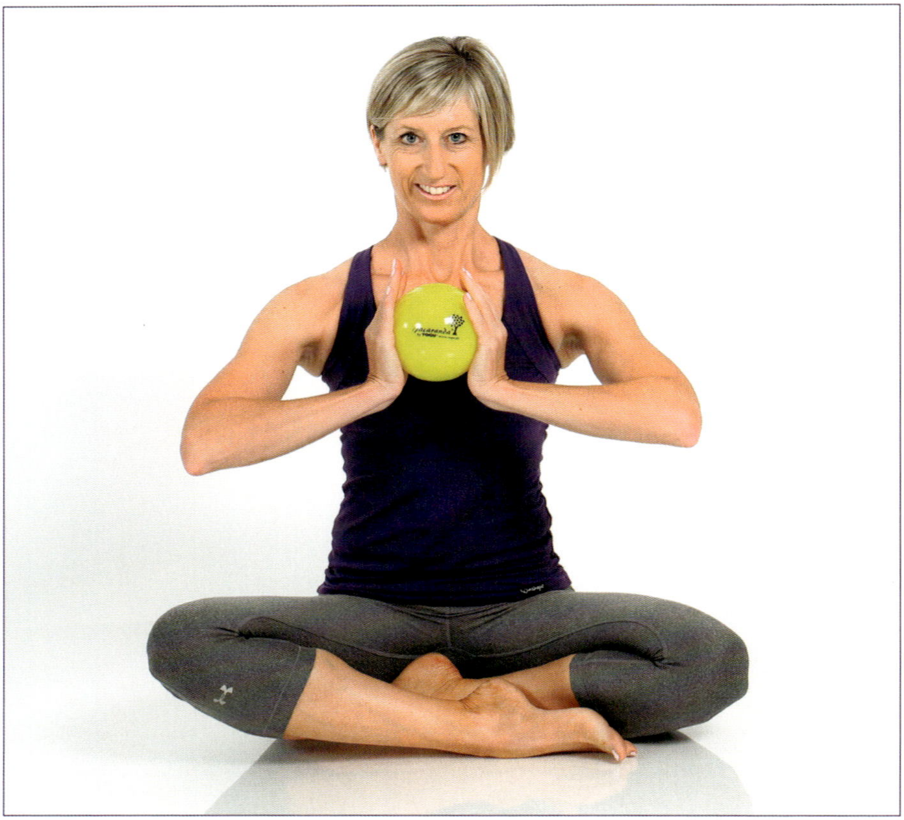

Yoga ist für mich eine Art der Bewegung, die zugleich den Körper fordert, aber auch entspannend und energetisierend wirkt.

Unterschiedlichste Yogastile haben sich entwickelt, sodass jeder Übende seine geeignete Yogarichtung finden kann.

Falls Sie schon Yoga praktizieren, versuchen Sie einmal, den Jacaranda® Ball in Ihre Asanas zu integrieren.

Was spüren Sie? Das Bewegen des Jacaranda® Balls stimuliert zusätzliche Sinne, bewegen Sie sich und spüren Sie sich!

Wenn Sie noch nie Yoga praktiziert haben, ist das nicht schlimm, denn die folgenden *Asanas*, so nennt man die Yogapositionen, können Sie problemlos in Ihr gewohntes Training einbauen.

Probieren Sie es aus, finden Sie **Ihr** Yoga! Ich bin gespannt, wie Sie sich dabei fühlen!

Ein schönes Bild für diese verschiedenen Arten des Yoga ist für mich der Baum mit einem einheitlichen Stamm und den Ästen, die alle aus dem einen Stamm herausgewachsen sind. Da sie alle denselben Ursprung haben (den Ursprung in „alten" Schriften), stehen sie alle untereinander in Beziehung.

Denken Sie in den einzelnen Yogapositionen an Ihre Atmung!

Atmen Sie bewusst ein und aus. Zwingen Sie sich in keine bestimmte Atmung, auch das sollte leicht und entspannt sein. Wenn Sie möchten, durch die Nase einatmen, durch die Nase wieder ausatmen. Oder durch die Nase einatmen und durch den Mund ausatmen.

Achten Sie darauf, dass der Kiefer und der Schultergürtel entspannt bleibt.

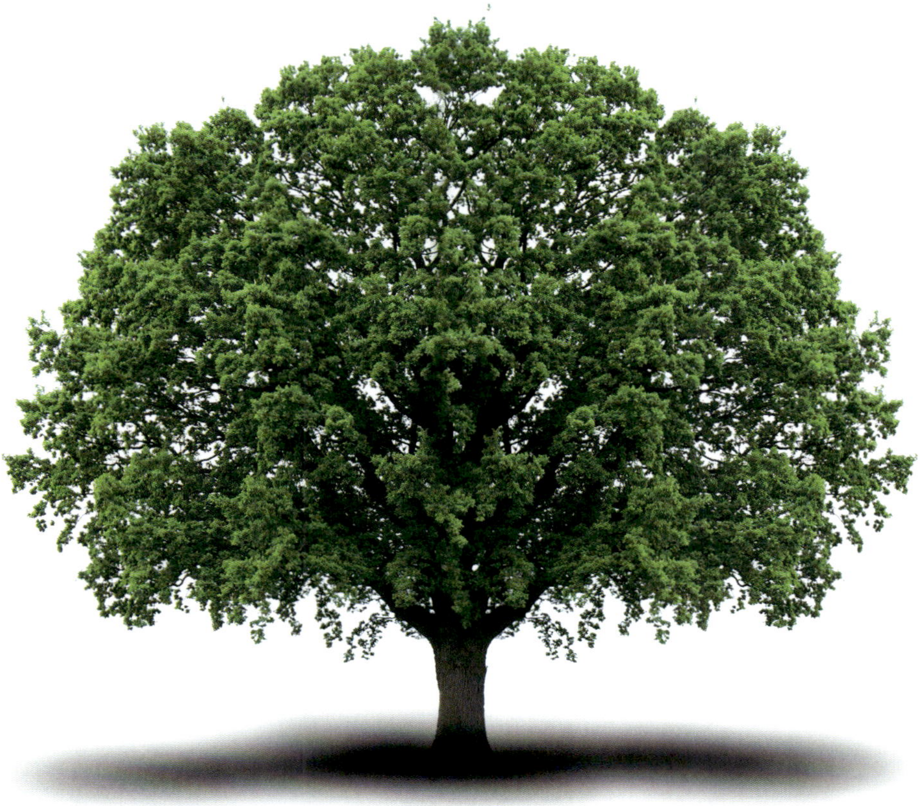

DER KRIEGER 1 (ODER AUCH *HELD* GENANNT)

Lädt den Körper mit Energie auf. Durch das Rotieren des Jacaranda® Balls schult der Krieger die Körperwahrnehmung.

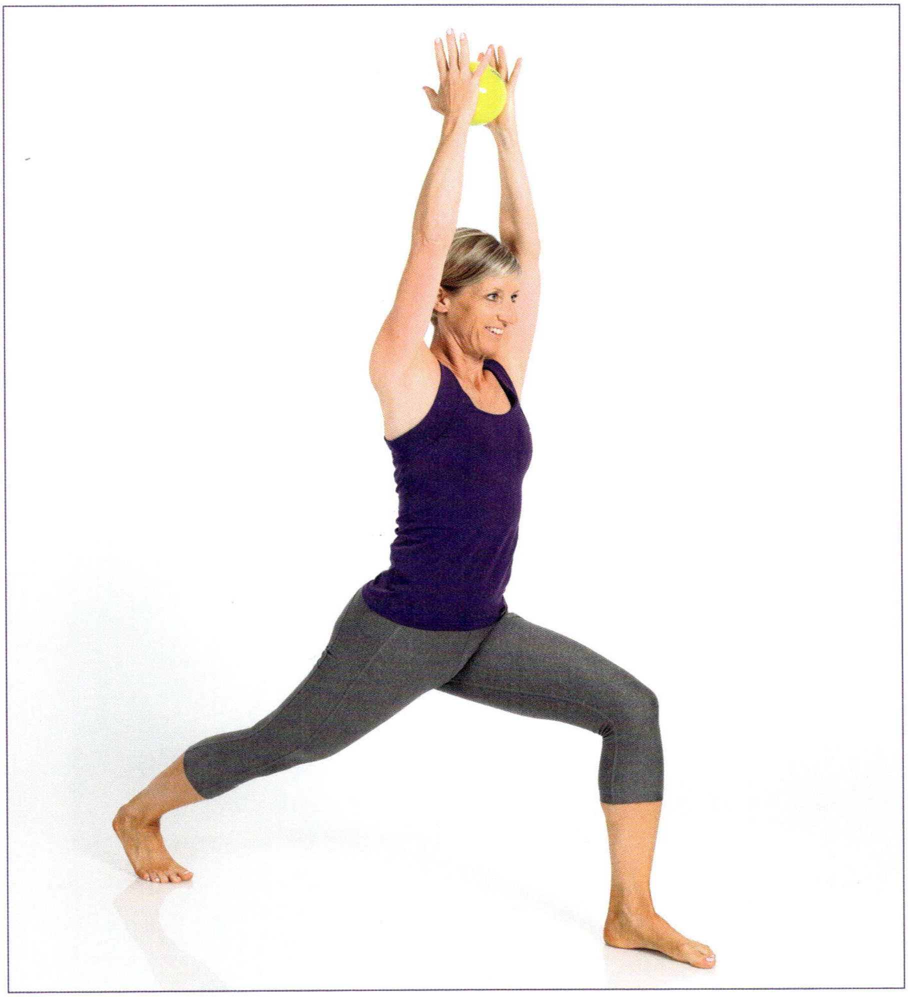

Ausgangsposition: Ausfallschritt.

Übungsausführung: Den Jacaranda® Ball 10 Sekunden lang in die eine, dann in die andere Richtung über dem Rumpf rotieren. Diese Position ist nicht starr, sondern flexibel. Stellen Sie sich einen Ast eines Baums vor. Wäre dieser starr, würde er beim nächsten Wind zerbrechen. Also, bleiben Sie beweglich und flexibel wie ein Baum! Das erreichen Sie, indem Sie bewusst auf Ihre Atmung achten. Seitenwechsel!

DER KRIEGER 2

Lädt den Körper mit Energie auf. Durch das Kreisen des Jacaranda® Balls schult der Krieger die Körperwahrnehmung und kräftigt die tiefe Rumpfmuskulatur, schult die Gleichgewichtsfähigkeit.

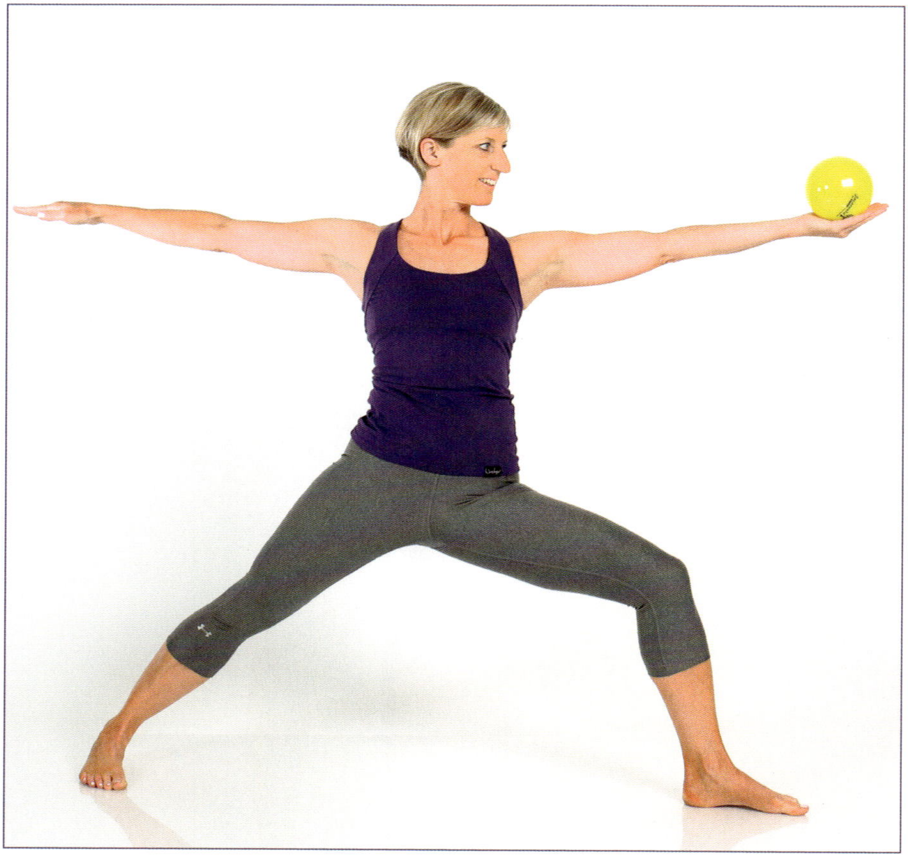

Ausgangsposition: Grätsche, etwa 1,5 m geöffnete Füße.

Übungsausführung: Das hintere Bein etwas ausdrehen, den Fuß fest mit dem Boden verwurzeln. Das vordere Bein zeigt in die Blickrichtung. Die Fersen befinden sich in einer Linie. Nun das vordere Knie beugen und die Arme waagerecht ausstrecken. Den Jacaranda® Ball in der vorderen Hand halten und 10 Sekunden in die eine, dann in die andere Richtung rotieren. Seitenwechsel!

DIE PALME

Diese Position belebt den ganzen Körper, regt die Verdauung an und schult das Gleichgewicht.

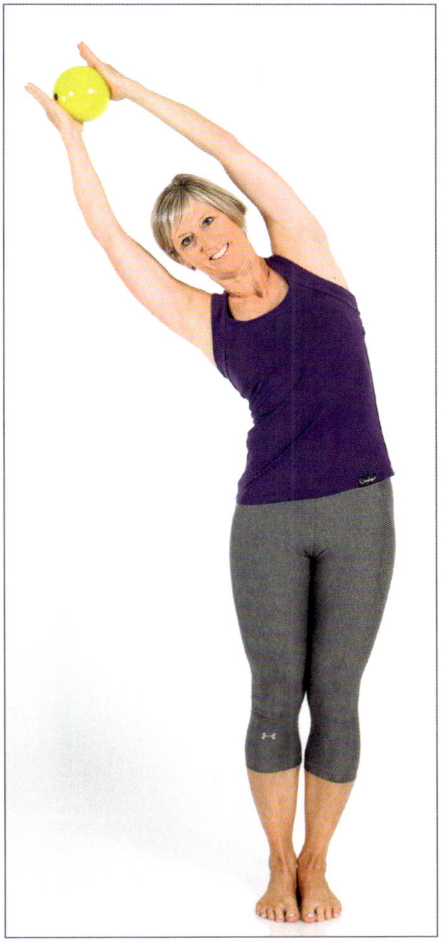

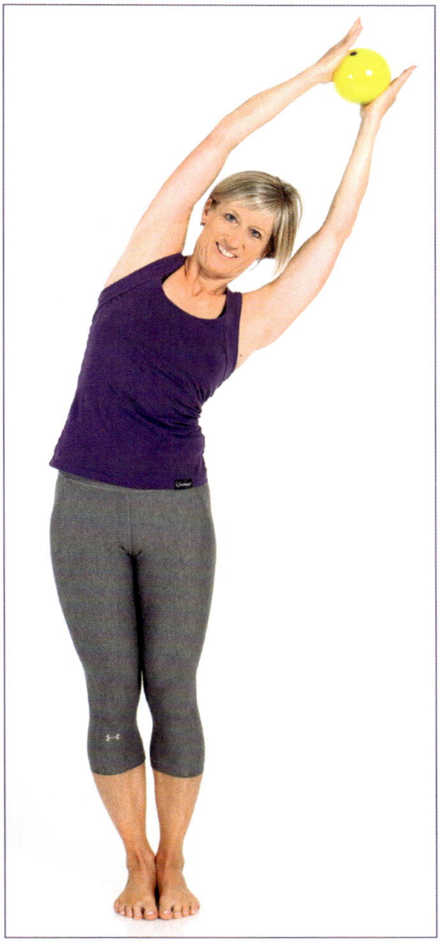

Ausgangsposition: **Stehen Sie im engen, aufrechten Stand.**

Übungsausführung: Den Jacaranda® Ball in beiden Händen über dem Kopf halten. Den Oberkörper nach rechts und links bewegen. Wie ein Baum, der sich im Wind wiegt und biegt! Dabei das Becken ruhig halten.

III

DER BAUM

Diese Position verwurzelt Sie mit der Welt und wirkt sich positiv auf Ihr Gleichgewicht aus. Sie kräftigt Ihren gesamten Körper. Kräftigung der tiefen Rumpfmuskulatur.

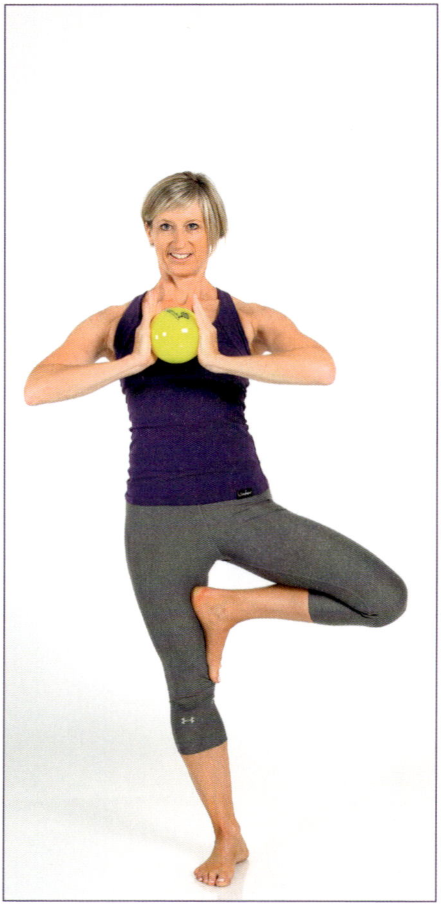

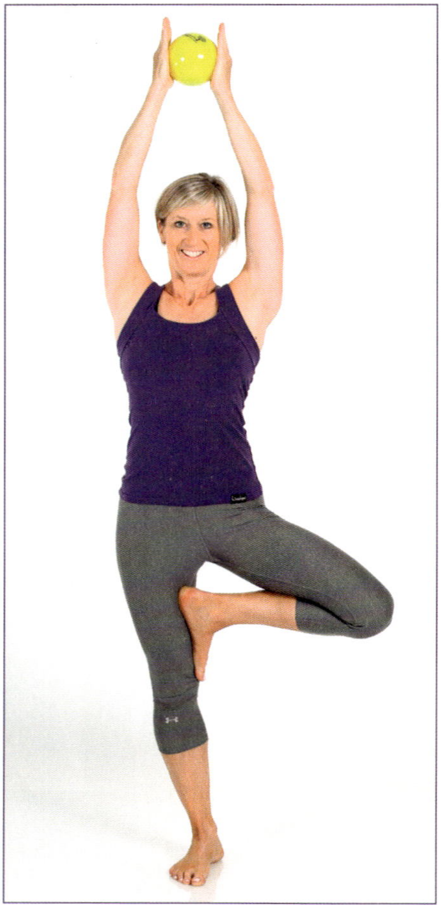

Diese Position macht Sie stabil wie ein Baum!

Ausgangsposition: Einbeinstand.

Übungsausführung: Das abgehobene Bein am inneren Oberschenkel abstützen. Den Ball in beiden Händen halten. Den Ball 10 Sekunden lang in die eine, dann in die andere Richtung rotieren. Seitenwechsel!

Als Steigerung den Jacaranda® Ball über dem Kopf bewegen.

Vorsicht bei Bluthochdruck, wenn Sie die Arme über Kopf halten!

ADLERPOSE

Diese Position schult die Gleichgewichtsfähigkeit, die geistige Harmonie und kräftigt die Bein- und Fußmuskulatur.

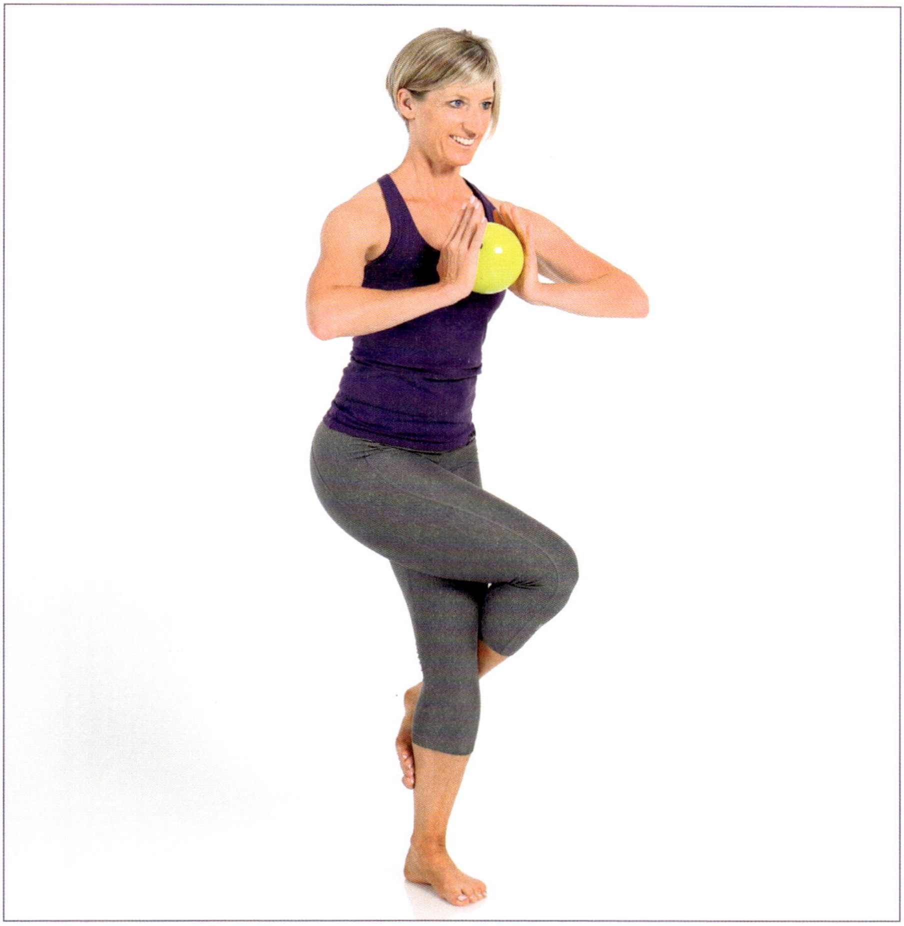

Ausgangsposition: Einbeinstand.

Übungsausführung: Den Jacaranda® Ball in Brustbeinhöhe mit beiden Händen vor dem Körper halten. Ein Bein um das andere Bein herumschlingen. Das Standknie bleibt etwas gebeugt. Nun den Jacaranda® Ball 10 Sekunden lang in die eine, dann in die andere Richtung rotieren.

Achten Sie darauf, dass der Rücken gerade bleibt. Seitenwechsel!

DIE TÄNZERIN

Diese Position verleiht ein Gefühl von „Ausbalanciertsein" und Kraft. Schulung der Gleichgewichtsfähigkeit, Dehnung der Brustmuskulatur, der Hüftgelenkmuskulatur, Kräftigung der Rückenstreckmuskulatur, der Fuß- und Beinmuskulatur.

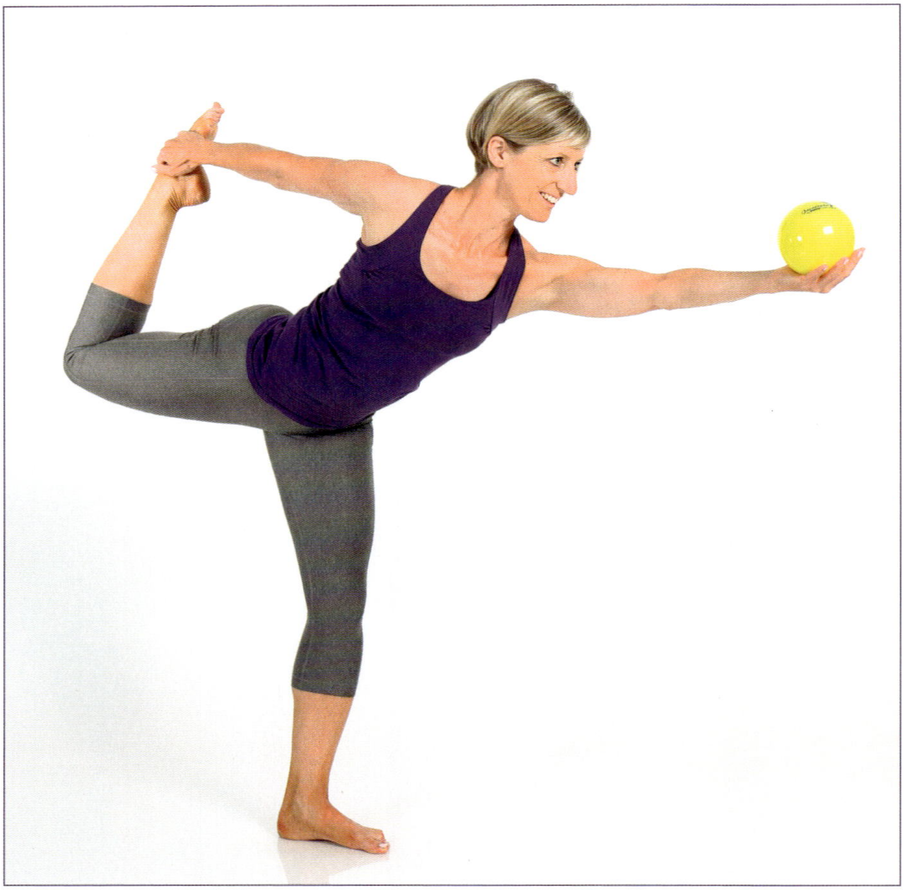

Ausgangsposition: Einbeinstand.

Übungsausführung: Mit einer Hand den Fuß des nach hinten angehobenen Beins fassen. Den gegenüberliegenden Arm mit dem Jacaranda® Ball nach vorne strecken. 10 Sekunden lang den Jacaranda® Ball in die eine, dann in die andere Richtung rotieren. Achten Sie darauf, das Becken parallel zum Boden zu halten. Seitenwechsel!

DER GEDREHTE STUHL

Diese Position kräftigt die Oberschenkel-, Bauch- und Rückenmuskulatur. Sie fördert die Durchblutung und hilft bei Verspannungen im Nacken, in den Schultern und im Rücken.

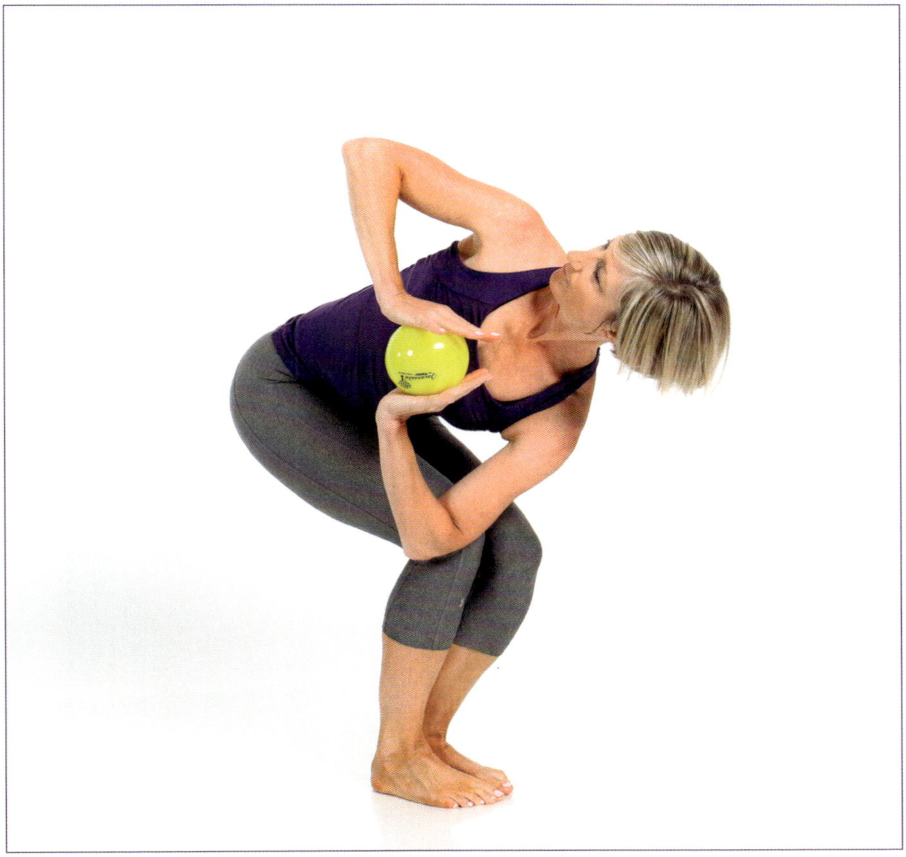

Ausgangsposition: Geschlossener Stand.

Übungsausführung: Den Jacaranda® Ball in beiden Händen halten. Das Gesäß nach hinten unten absetzen. Nun mit dem Ausatmen den Oberkörper zu einer Seite drehen. Den Ellbogen an der Außenseite des Oberschenkels platzieren. Den Blick zur Decke richten. Jetzt den Ball 10 Sekunden lang in die eine, dann in die andere Richtung rotieren.

Seitenwechsel! Die Wirbelsäule strecken!

Als Variation den Jacaranda® Ball in Richtung Decke strecken, die andere Hand an der Oberschenkelaußenseite abstützen. Das öffnet und erweitert den Brustkorb.

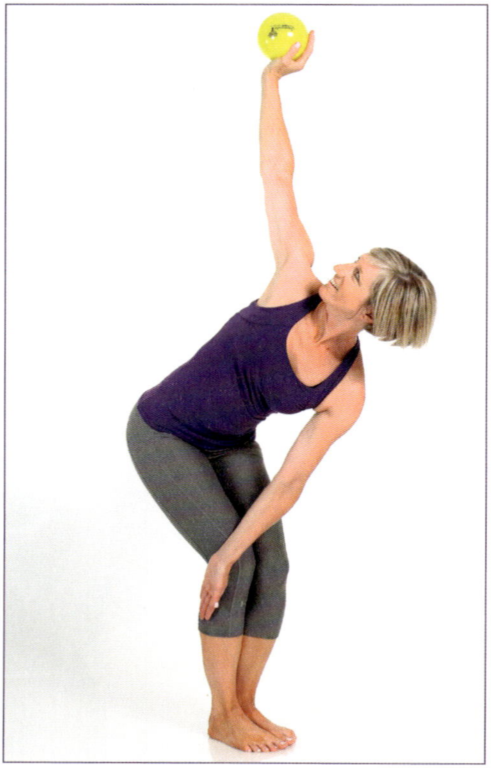

Als Variation ein Bein nach hinten strecken in den Ausfallschritt. Das dehnt zusätzlich die Oberschenkelvorderseite und schult Ihre Gleichgewichtsfähigkeit.

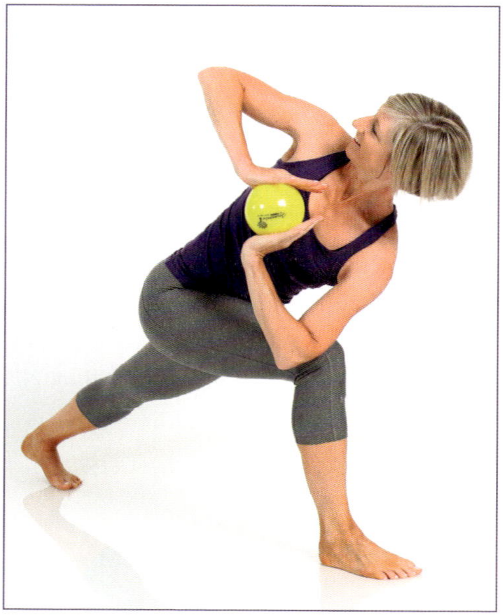

GEDREHTER EINBEINSTAND

Diese Position kräftigt die tiefe Bauch- und Rückenmuskulatur, schult die Gleichgewichtsfähigkeit und verwurzelt den Körper mit dem Boden.

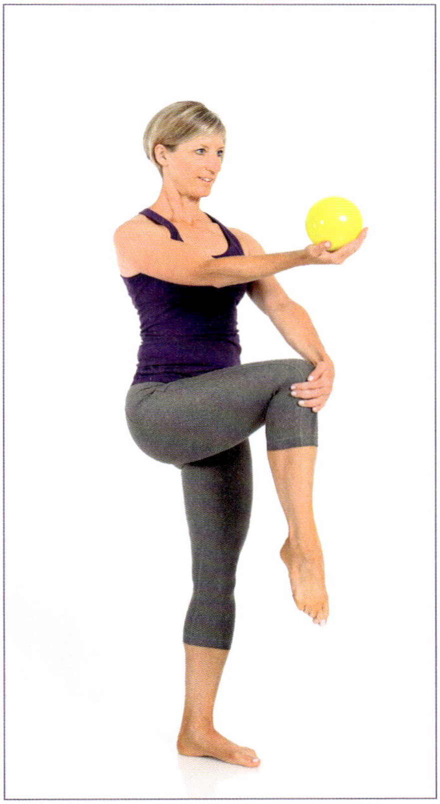

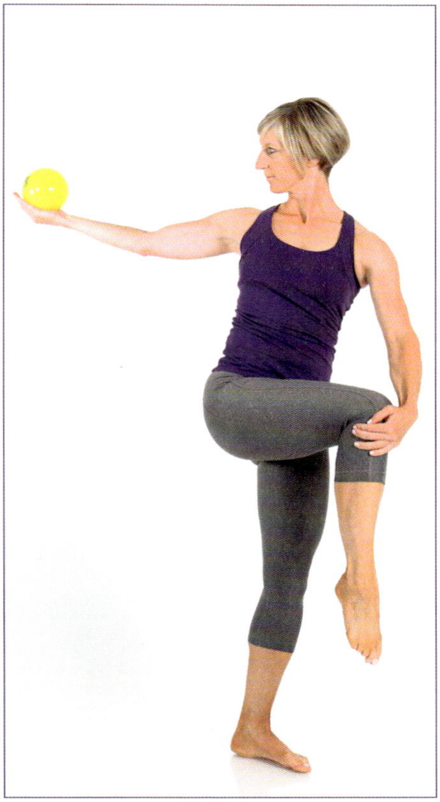

Ausgangsposition: Einbeinstand.

Übungsausführung: Ein Knie anheben und mit der gegenüberliegenden Hand fassen. Nun den Jacaranda® Ball in der andere Hand halten und rotieren. Während dem Nach-außen-Rotieren den Oberkörper nach hinten drehen. Beim Nach-vorne-Rotieren den Oberkörper wieder zurückbewegen. Den Rücken gerade halten! Diese dynamische Bewegung 3-5-mal wiederholen. Seitenwechsel.

DAS DREIECK

Dehnung der Oberschenkelinnenseite, der seitlichen Rumpfmuskulatur, Schulung der Gleichgewichtsfähigkeit, Beweglichkeit im Hüftgelenk, Erweiterung des Brustkorbs.

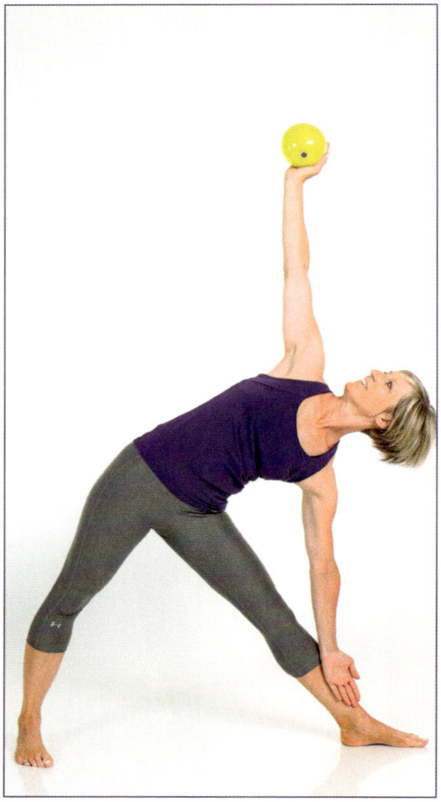

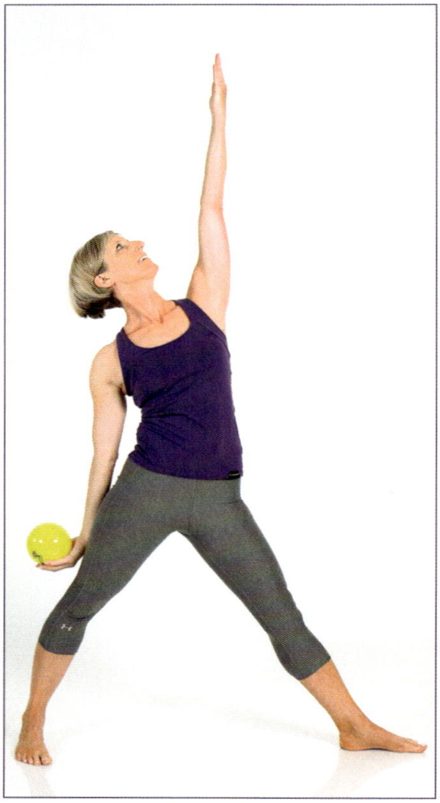

Ausgangsposition: Die Füße stehen etwa 1 m auseinander, die hintere Ferse nach außen drehen, das vordere Bein zur Seite drehen, die Hüfte zur Seite schieben, einen Arm tief, den anderen Arm mit dem Ball nach oben strecken. Das Becken bleibt aufgerichtet! Becken, Knie und Fuß bilden eine Linie!

Übungsausführung: 10 Sekunden lang den Jacaranda® Ball in eine Richtung rotieren. Nun den Rumpf wieder aufrichten, den Ball in Richtung Boden bewegen, den anderen Arm in Richtung Decke strecken. Diese Bewegung mit jeder Seite 6-8-mal wiederholen. Nun die Bewegungsabfolge noch einmal wiederholen und den Ball in die andere Richtung rotieren. Seitenwechsel!

DER STUHL

Diese Position kräftigt die Rückenstreckmuskulatur, die Oberschenkelmuskulatur. Sie stärkt die Körperhaltung.

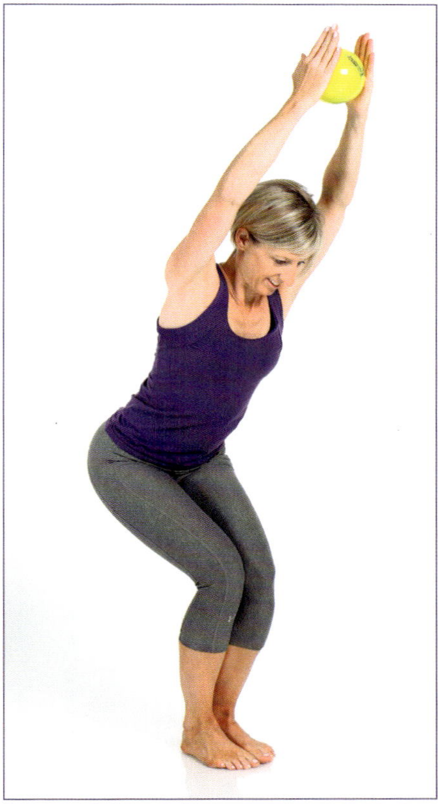

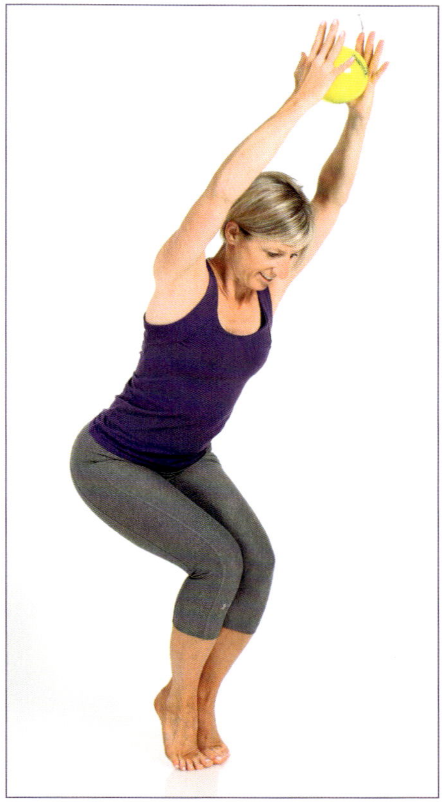

Ausgangsposition: Geschlossener Stand.

Übungsausführung: Das Gesäß weit nach hinten unten absetzen. Den Ball in Brustbeinhöhe vor dem Körper halten. Nun mit dem Einatmen die Arme in Richtung Decke strecken. Hier halten und den Jacaranda® Ball 10 Sekunden lang in die eine Richtung, dann in die andere Richtung rotieren.

Als Steigerung beide Fersen vom Boden abheben. Das schult zusätzlich die Gleichgewichtsfähigkeit.

DER HALBMOND

Diese Position fördert die körperliche und geistige Stabilität, kräftigt die Beinmuskulatur und streckt die Wirbelsäule. Sie öffnet die Schultern und den Brustkorb.

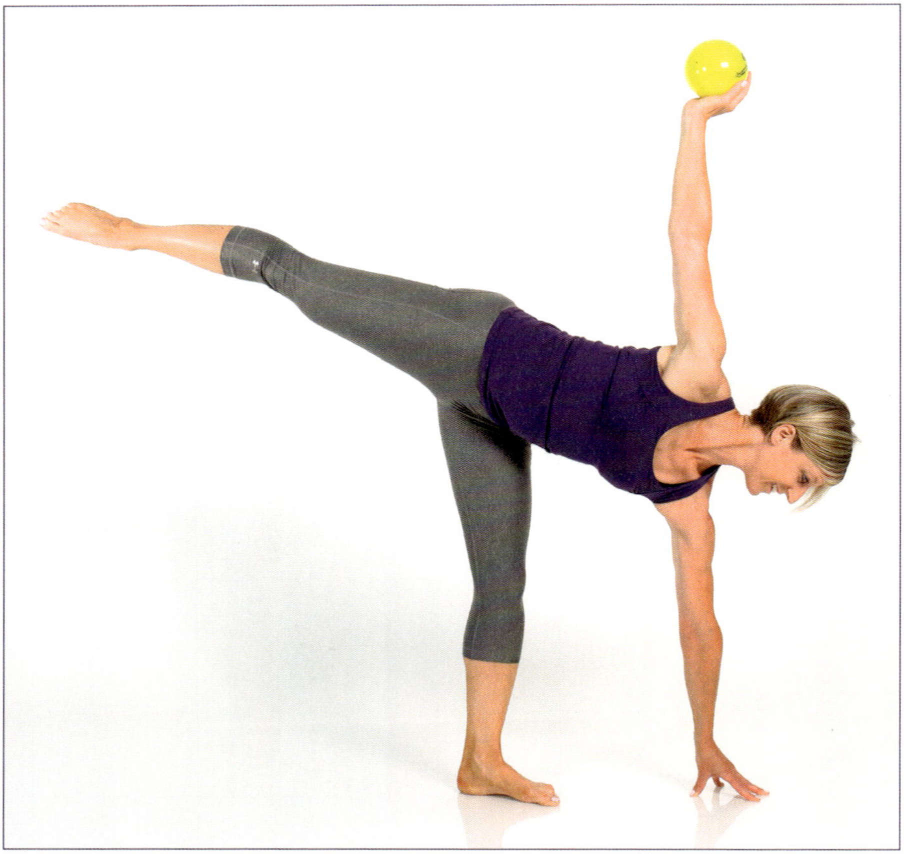

Ausgangsposition: Einbeinstand.

Übungsausführung: Gestartet wird diese Position in breiter Schrittstellung mit etwa 1,5 m weit geöffneten Beinen. Sich nun vom hinteren Bein abdrücken und den Oberkörper gestreckt zu einer Seite kippen. Die Hand geht zum Boden, abgestützt mit den Fingerspitzen. Den anderen Arm mit dem Jacaranda® Ball in Richtung Decke strecken und 10 Sekunden in die eine, dann in die andere Richtung rotieren. Den Rumpf möglichst weit in Richtung Decke öffnen. Seitenwechsel!

DAS GEDREHTE DREIECK

Diese Position kräftigt die gesamte Rückenmuskulatur, dehnt die Körpermitte und die Beinrückseite und öffnet den Brustkorb. Sie stimuliert die für den Verdauungsprozess verantwortlichen Bauchorgane.

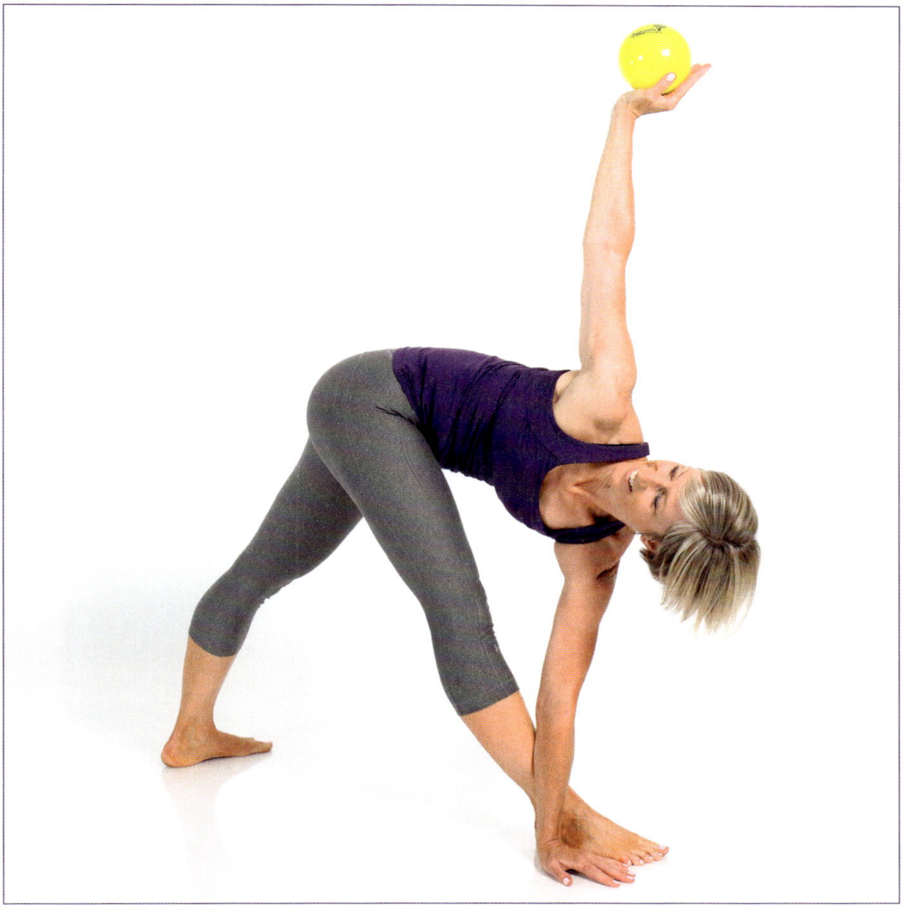

Ausgangsposition: Die Füße stehen etwa 1 m auseinander, die hintere Ferse nach außen drehen, das vordere Bein zur Seite drehen, einen Arm am Boden abstützen, den anderen Arm mit dem Jacaranda® Ball nach oben strecken.

Übungsausführung: Als Erleichterung die Hand am Unterschenkel abstützen. Becken, Knie und Fuß bilden eine Linie! 10 Sekunden lang den Jacaranda® Ball in eine Richtung, dann in die andere Richtung rotieren. Den Atem fließen lassen! Seitenwechsel!

DREHDEHNUNG

Dehnung der myofaszialen Frontallinie, der Spirallinie. Kräftigung der tiefen Rumpfmuskulatur.

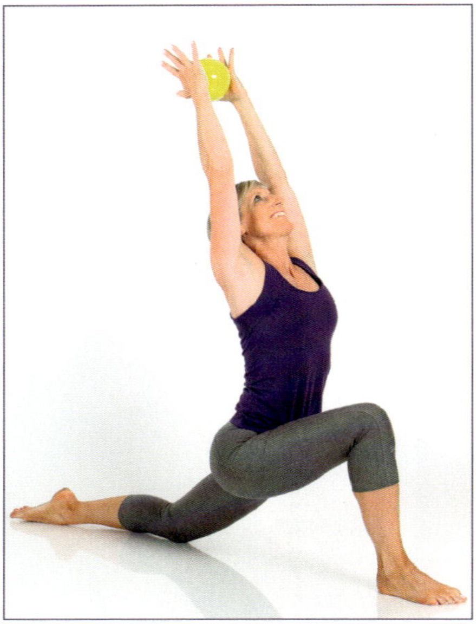

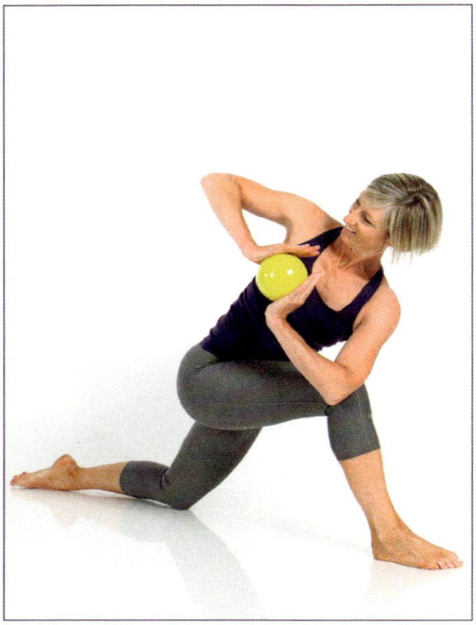

Ausgangsposition: Ausfallschritt mit dem hinteren Knie am Boden.

Übungsausführung: Mit dem Einatmen die Arme in Richtung Decke strecken, mit dem Ausatmen den Ball zur „geschlossenen" Seite vor das Brustbein bewegen. Hier 10 Sekunden lang den Jacaranda® Ball in eine Richtung rotieren. Nun den Oberkörper wieder aufrichten. Diese Abfolge mit jeder Seite 6-8-mal wiederholen. Beim zweiten Mal den Ball in die andere Richtung rotieren. Seitenwechsel!

RÜCKBEUGE

Diese Position kräftigt die Oberschenkelvorderseite und die Bauchmuskulatur. Sie festigt den oberen Anteil der oberflächlichen Frontallinie der Faszien.

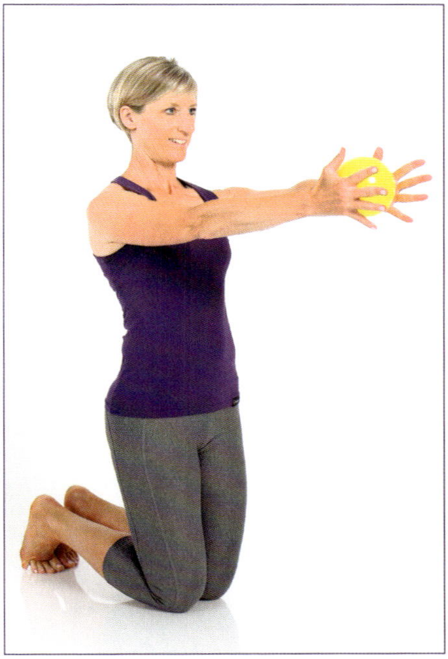

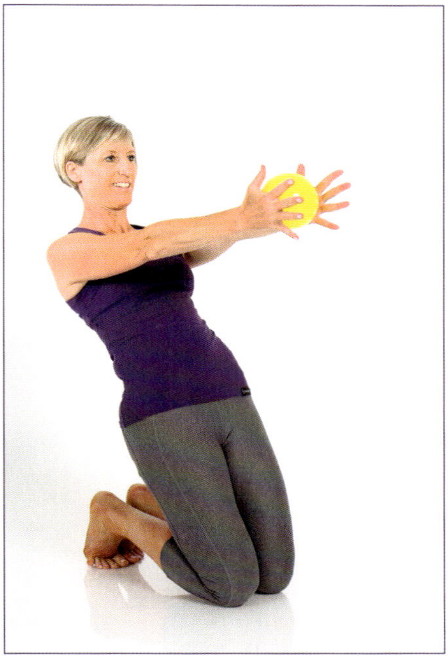

Ausgangsposition: Kniestand.

Übungsausführung: Den Jacaranda® Ball vor dem Brustbein halten. Nun den Oberkörper etwas zurückneigen. Die Hüfte bleibt gestreckt! Den Jacaranda® Ball in der Rückbeuge 10 Sekunden lang in die eine, dann in die andere Richtung rotieren. III

DAS (HALBE) KAMEL

Diese Position kräftigt die Oberschenkel-, Becken- und Rückenmuskulatur, dehnt die Bauch- und Hüftbeugemuskulatur und regt die Verdauung an.

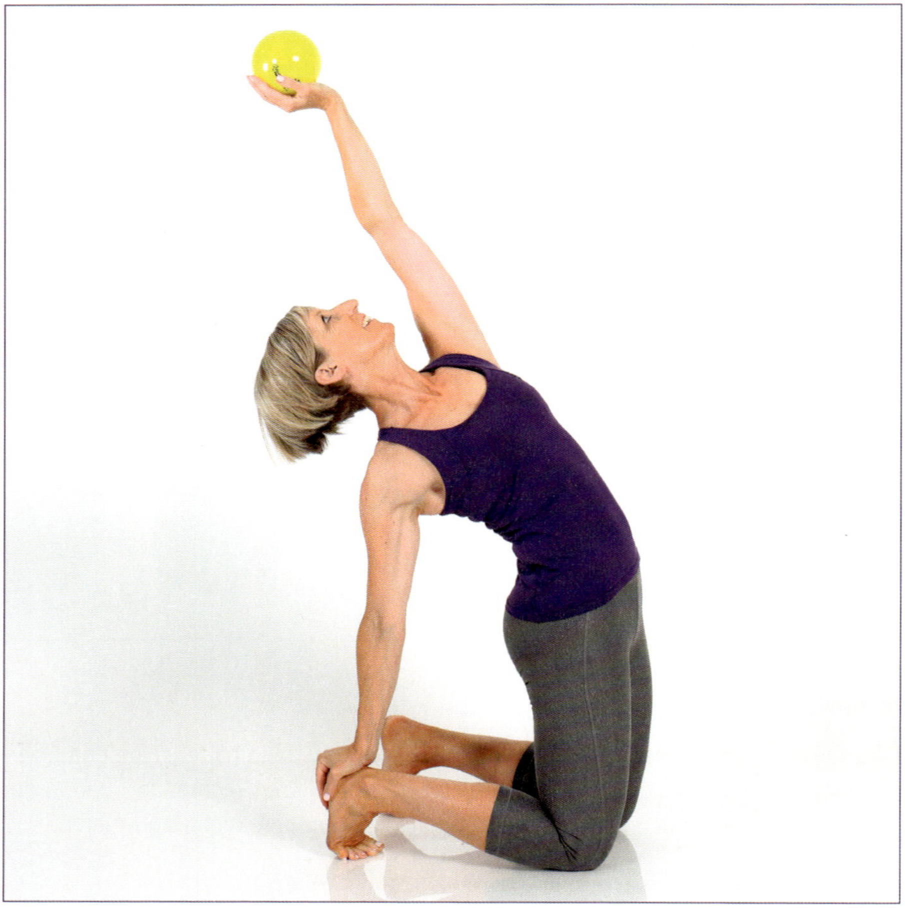

Ausgangsposition: Kniestand.

Übungsausführung: Mit einer Hand eine Ferse fassen, mit der anderen Hand den Jacaranda® Ball in Richtung Decke strecken. Den Blick zur Hand richten. Die Hüfte strecken! Nun den Jacaranda® Ball 10 Sekunden lang in die eine, dann in die andere Richtung rotieren. Mit dem Ausatmen die Pose auflösen. Seitenwechsel!

DAS HALBE BOOT

Diese Position kräftigt die Bauch- und Rückenmuskulatur, schult die Gleichgewichtsfähigkeit und wirkt sich positiv auf die Verdauung aus.

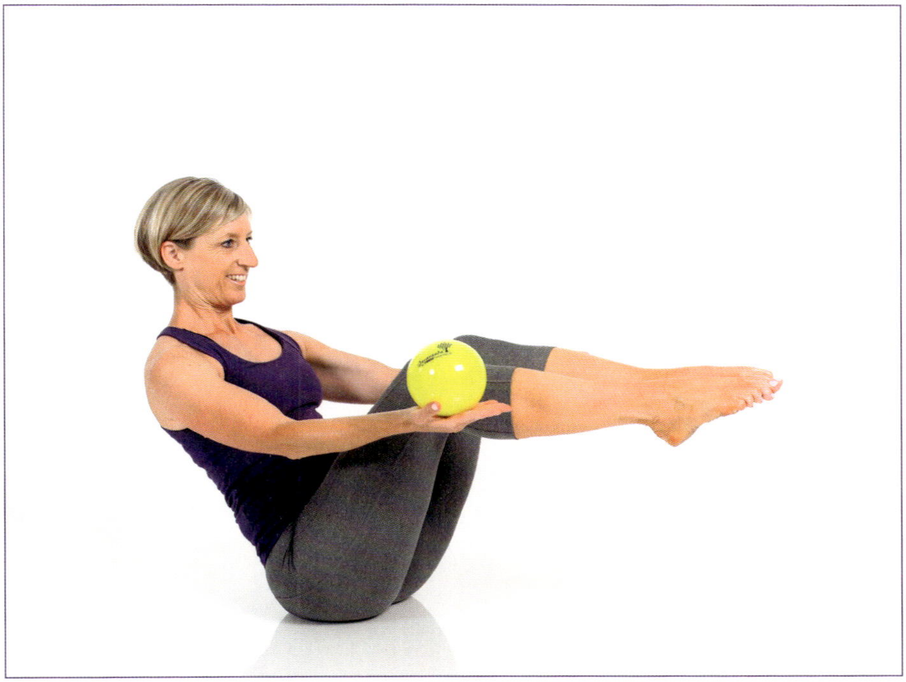

Übungsausführung: Im aufrechten Sitz beide Beine rechtwinklig anheben. Nun den Jacaranda® Ball mit einer Hand rotieren. 10 Sekunden lang in die eine, dann in die andere Richtung. Seitenwechsel!

DAS BOOT

Diese Position kräftigt die Bauch- und Rückenmuskulatur, schult die Gleichgewichtsfähigkeit und wirkt sich positiv auf die Verdauung aus.

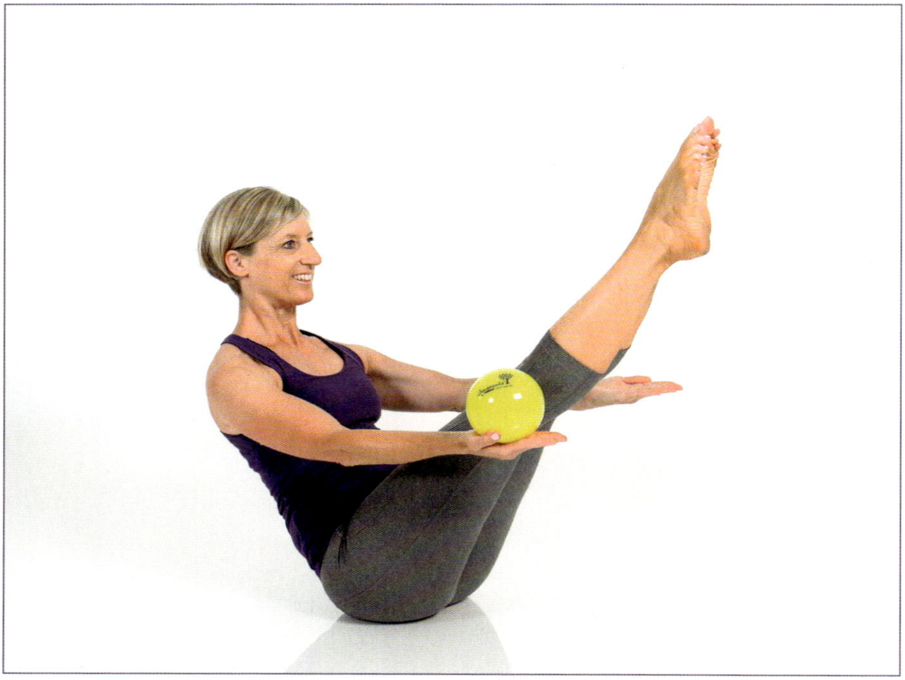

Als Steigerung zum *halben* Boot beide Beine diagonal nach oben strecken.

DAS SEITLICHE BRETT

Schulung der Gleichgewichtsfähigkeit, Harmonisierung des ganzen Körpers und Nervensystems, Kräftigung der Handgelenke und der seitlichen Rumpfmuskulatur.

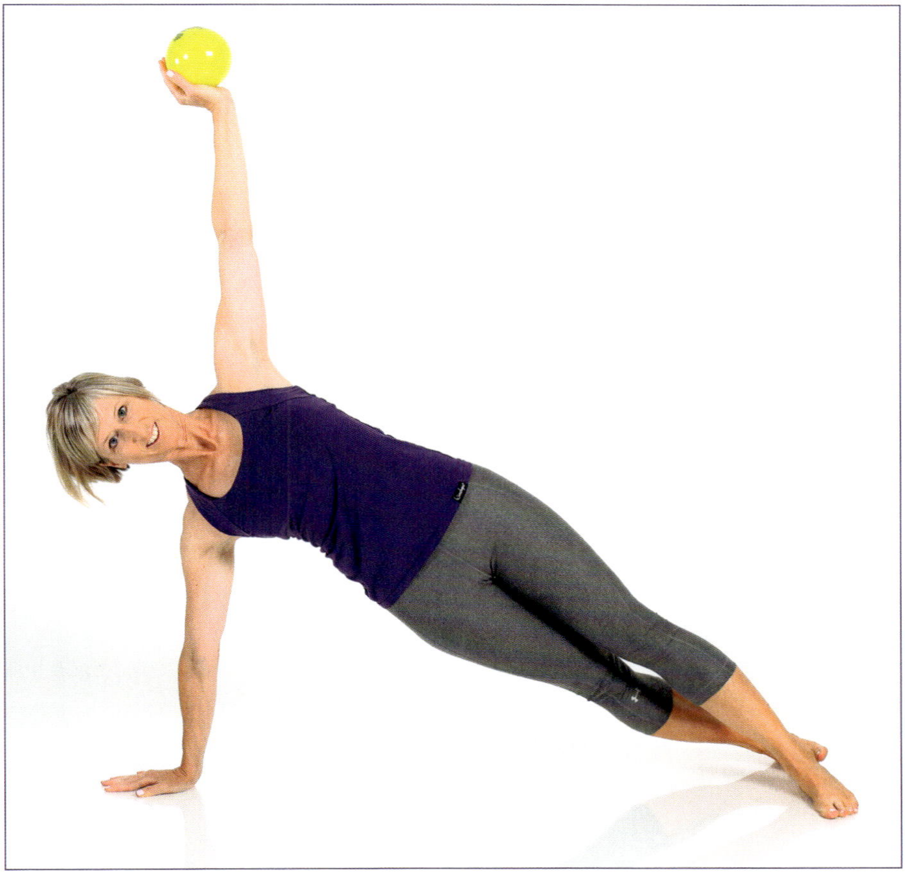

Ausgangsposition: Seitlicher Handstütz.

Übungsausführung: Die Hand befindet sich senkrecht unter der Schulter. Den Blick auf einen Fixpunkt gegenüber richten. Kopf, Oberkörper und Beine bilden eine Linie. Den Jacaranda® Ball über dem Brustbein halten und 10 Sekunden lang in die eine, dann in die andere Richtung rotieren. Seitenwechsel!

SITZENDER TWIST

Diese Position wirkt sich positiv auf die Verdauung aus, dehnt die Rücken-, Bauch- und Gesäßmuskulatur.

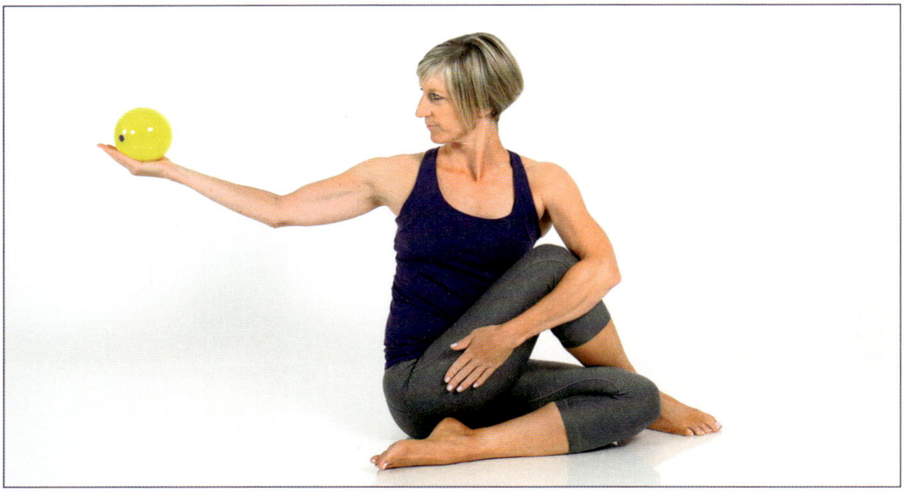

Ausgangsposition: Aufrechter Sitz.

Übungsausführung: Ein Bein kreuzt über das andere. Den Oberkörper aufrichten und nach hinten drehen. Nun den Jacaranda® Ball 10 Sekunden lang mit gestrecktem Arm in die eine, dann in die andere Richtung rotieren. Den Rücken gerade halten! Seitenwechsel!

Zur Vereinfachung ein Bein ausstrecken.

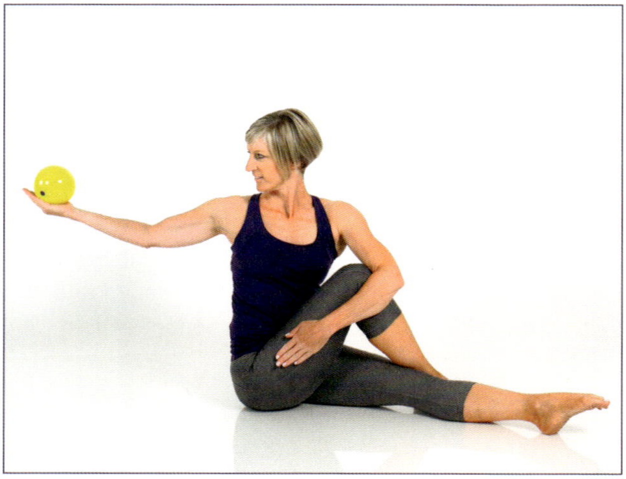

DER SCHNEIDERSITZ

Diese Position stärkt die Rücken- und Bauchmuskulatur und entspannt den Geist.

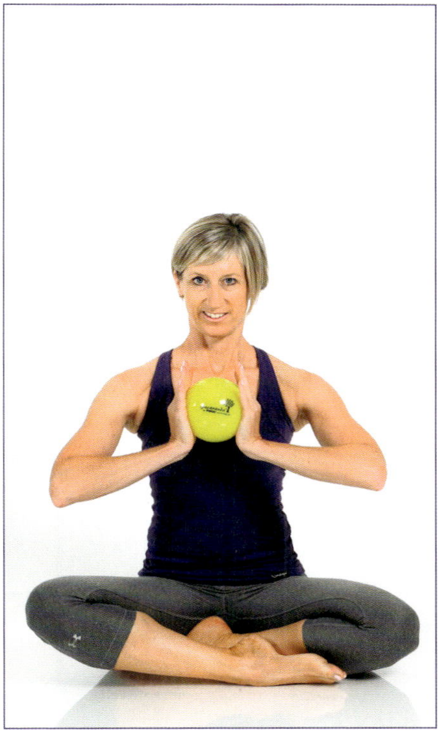

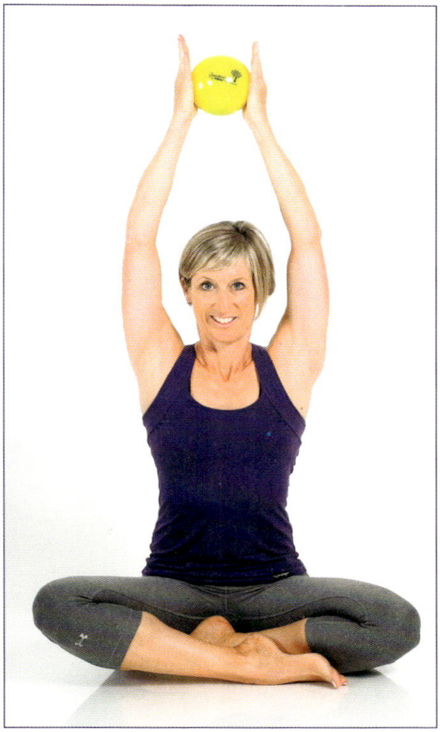

Ausgangsposition: Aufrechter Sitz.

Übungsausführung: Beide Beine beugen. Den Jacaranda® Ball vor dem Brustbein halten und 10 Sekunden lang in die eine, dann in die andere Richtung rotieren. Den Rücken gerade halten! Den Schultergürtel entspannen!

Als Steigerung den Jacaranda® Ball über dem Kopf in Richtung Decke strecken und rotieren.

3.5 Funktionelles Figurtraining

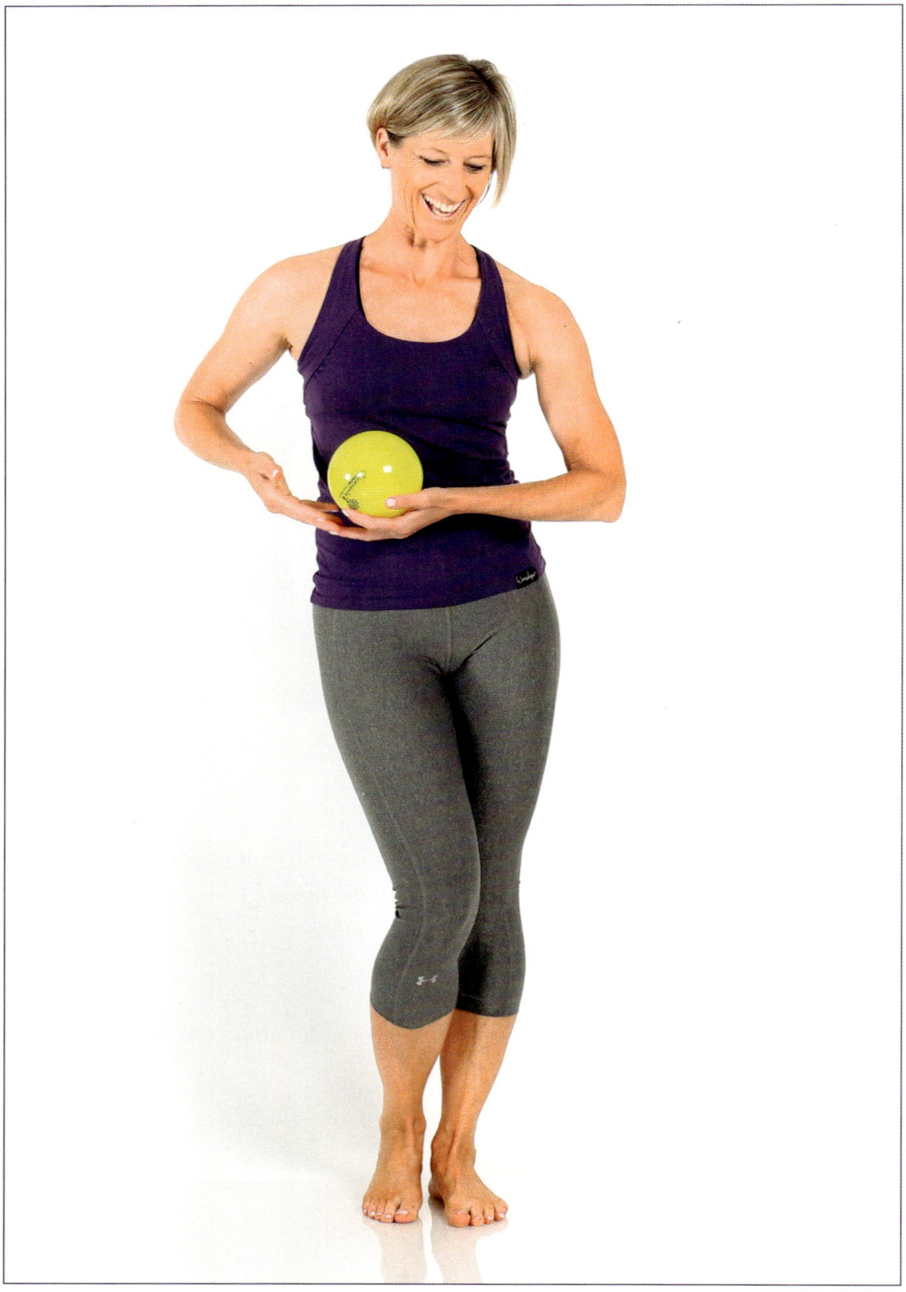

Was heißt *funktionell* trainieren?

Den eigenen Körper und/oder Gegenstände bewegen, halten und kontrollieren!

Eigentlich genau das. was wir im Alltag oder beim Sport tun, oder?

Dafür brauchen wir einerseits Muskeln, die unseren Körper und/oder Gegenstände bewegen, die sogenannten *Beweger*, andererseits und noch viel wichtiger, sind aber die Muskeln, die unseren Körper stabilisieren und unsere Gelenke schützen! Und das Millisekunden, bevor die eigentliche Bewegung stattfindet!

Um diese Muskeln, die *Stabilisatoren*, zu aktivieren, dient der Jacaranda® Ball vor dem Bewegen mit seinem aktiven Innenleben. Während der Bewegung dient der Ball als Gewicht, um die jeweilige Bewegung bewusst zu spüren.

Wenn wir uns aus der Mitte bewegen, dann sieht der Bewegungsablauf nicht nur koordinierter, jugendlicher und dynamischer aus, jede Bewegung ist auch gelenk- und energieschonender und effizienter.

Beobachten Sie einmal einen Sportler, zum Beispiel einen Läufer. Sie werden sofort erkennen, ob jeder Schritt aus der Mitte heraus gemacht wird oder ob „nur" die Beine laufen. Oder einen Tennisspieler, einen Skifahrer, Reiter,...

Beginnen Sie mit dem „Frühling" aus dem Programm „Vier Jahreszeiten" und schließen Sie das Training mit dem Programm „Winter" ab!

KRÄFTIGUNG DER OBERSCHENKELMUSKULATUR UND DER RUMPFSTABILISATOREN

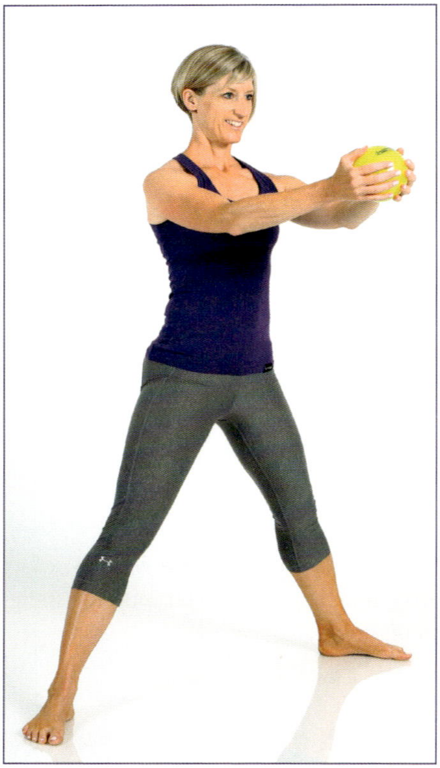

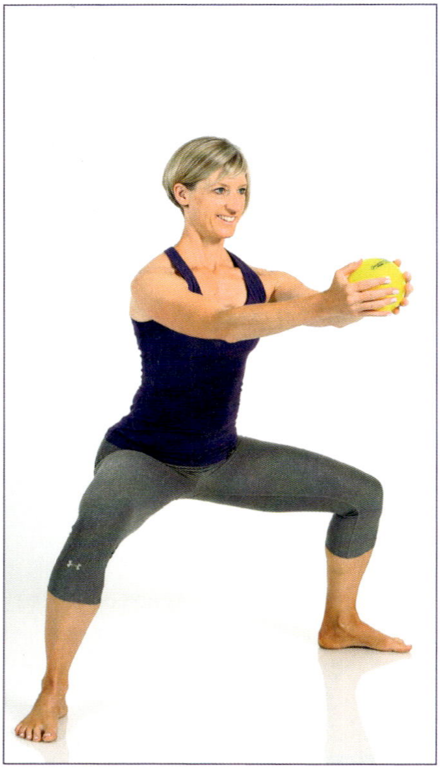

Ausgangsposition: Grätsche.

Übungsausführung: Den Jacaranda® Ball in beiden Händen halten. Nun die Knie beugen und strecken. 15-20 Wiederholungen ausführen, dann unten halten und den Ball 10 Sekunden lang in eine Richtung rotieren. Diese Abfolge noch einmal wiederholen und den Jacaranda® Ball dann in die andere Richtung rotieren.

Die Knie zeigen in Richtung Fußspitzen!

KRÄFTIGUNG DER OBERSCHENKEL- UND GESÄSSMUSKULATUR UND DER RUMPFSTABILISATOREN

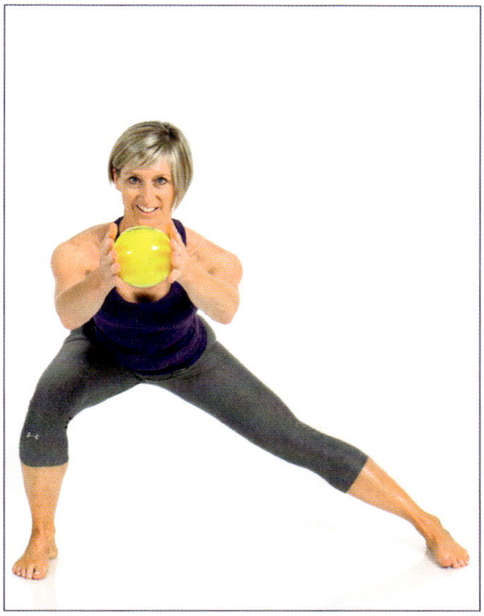

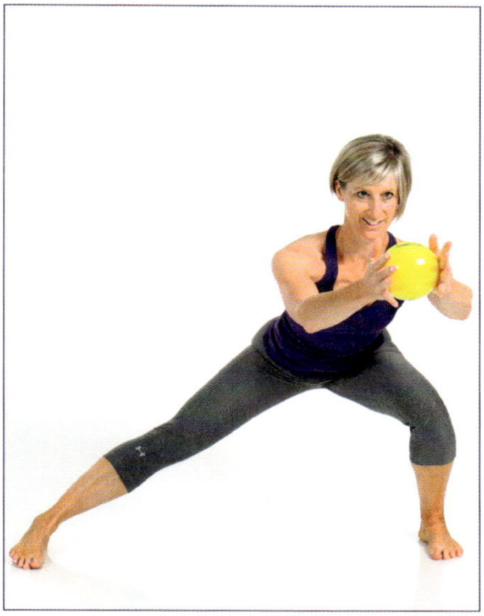

Ausgangsposition: **Grätsche.**

Übungsausführung: Das Körpergewicht 10-15-mal von rechts nach links verlagern. Den Jacaranda® Ball in Brustbeinhöhe mit gestreckten Armen halten. Nun auf einer Seite halten und 10 Sekunden lang den Ball in eine Richtung rotieren. Diese Bewegungsabfolge noch einmal wiederholen, dann auf der anderen Seite halten und den Ball in die andere Richtung rotieren.

III

Das gebeugte Knie über der Ferse halten!

KRÄFTIGUNG DER OBERSCHENKEL- UND GESÄSSMUSKULATUR, DER RUMPFSTABILISATOREN UND DER SCHRÄGEN BAUCHMUSKULATUR

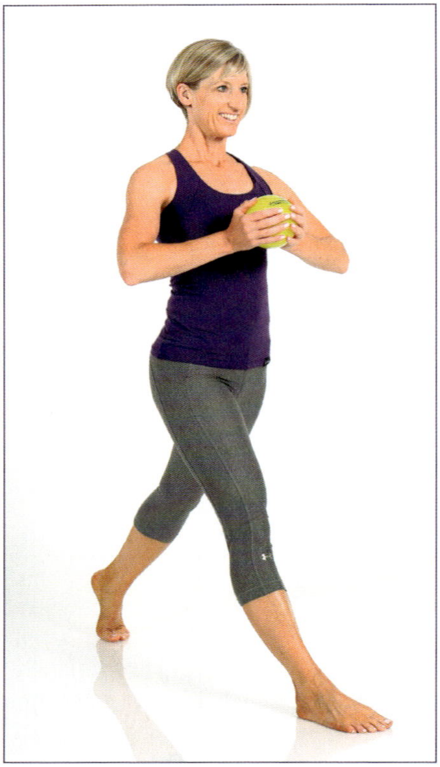

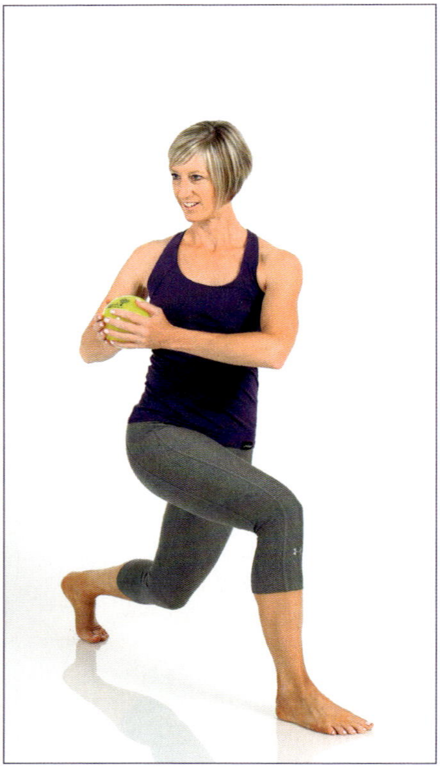

Ausgangsposition: Ausfallschritt.

Übungsausführung: Den Jacaranda® Ball mit gebeugten Armen in Brustbeinhöhe in beiden Händen halten. Beide Beine strecken. Nun die Beine 15-20-mal beugen und strecken, dabei den Oberkörper zum vorderen Bein drehen. Tief unten halten und den Ball 10 Sekunden lang in die eine, dann in die andere Richtung rotieren. Seitenwechsel.

Das Brustbein heben! Das vordere Knie befindet sich senkrecht über der Ferse!

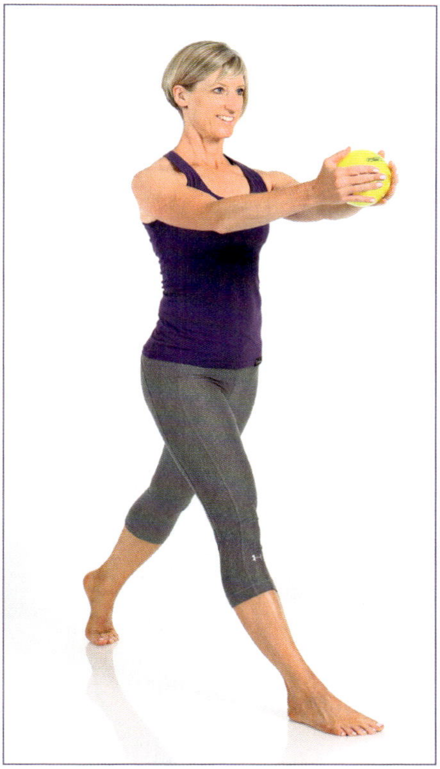

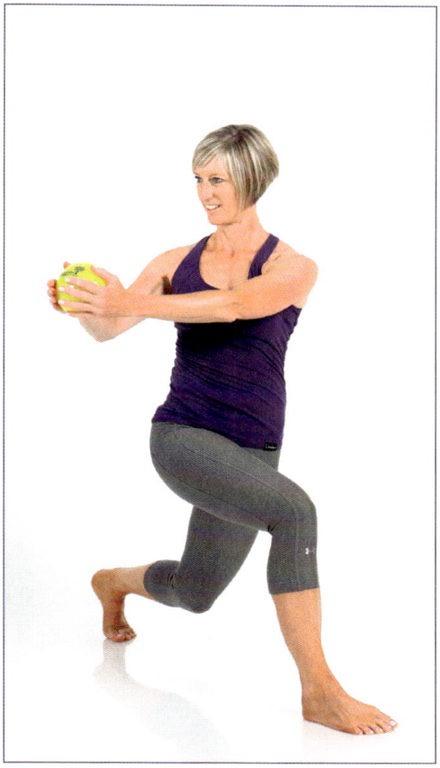

Als Erschwerung die Arme strecken.

KRÄFTIGUNG DER OBERSCHENKEL- UND GESÄSSMUSKULATUR UND DER RUMPFSTABILISATOREN

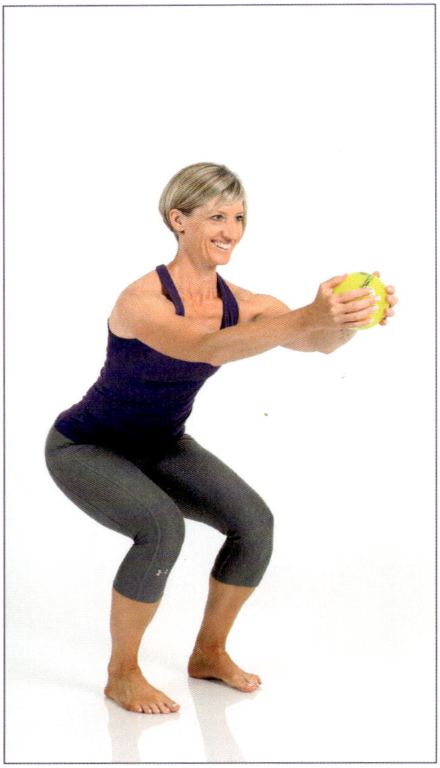

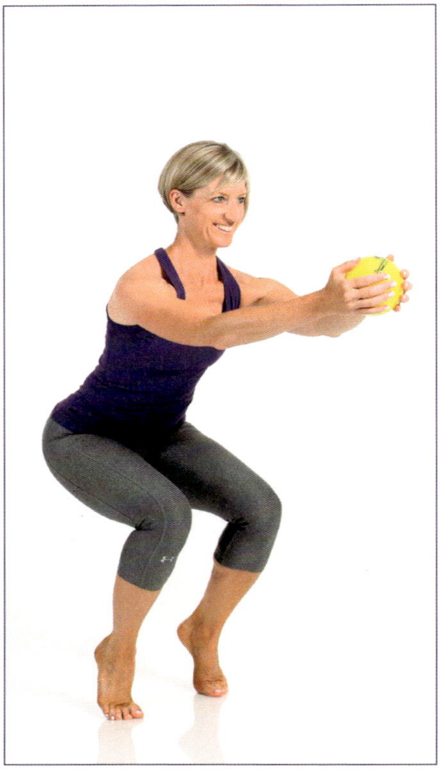

Ausgangsposition: Hüftbreiter Stand.

Übungsausführung: Den Jacaranda® Ball in Brustbeinhöhe mit gestreckten Armen halten. Das Gesäß 10-15-mal nach hinten unten absenken und sich wieder aufrichten. Dann hinten unten halten und den Ball 10 Sekunden lang in eine Richtung rotieren. Diese Bewegungsabfolge noch einmal wiederholen und den Ball dann in die andere Richtung rotieren.

Den Oberkörper aufgerichtet halten!

Als Steigerung die Übung im Zehenstand durchführen.

KRÄFTIGUNG DER OBERSCHENKEL- UND GESÄSSMUSKULATUR

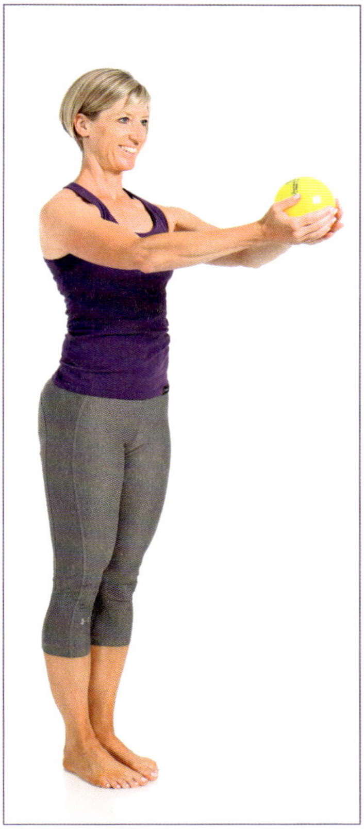

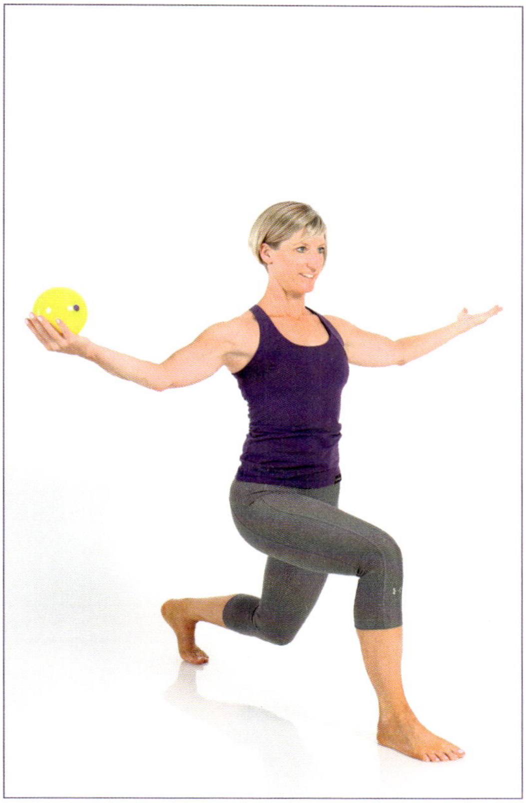

Ausgangsposition: Geschlossener Stand.

III

Übungsausführung: Den Jacaranda® Ball in beiden Händen halten. Nun im Wechsel den rechten und linken Fuß zurücksetzen. Das Knie in Richtung Boden absenken. Jede Seite 10-15-mal wiederholen. Den Jacaranda® Ball immer von der einen in die andere Hand übergeben und zur Seite bewegen. Dann tief unten halten und 10 Sekunden lang den Ball nach außen rotieren. Die Bewegungsabfolge noch einmal wiederholen, mit dem anderen Bein nach hinten stehen bleiben und mit der anderen Hand den Ball nach außen rotieren.

Das Brustbein heben! Das vordere Knie bleibt senkrecht über der Ferse!

KRÄFTIGUNG DER OBERSCHENKEL- UND GESÄSSMUSKULATUR

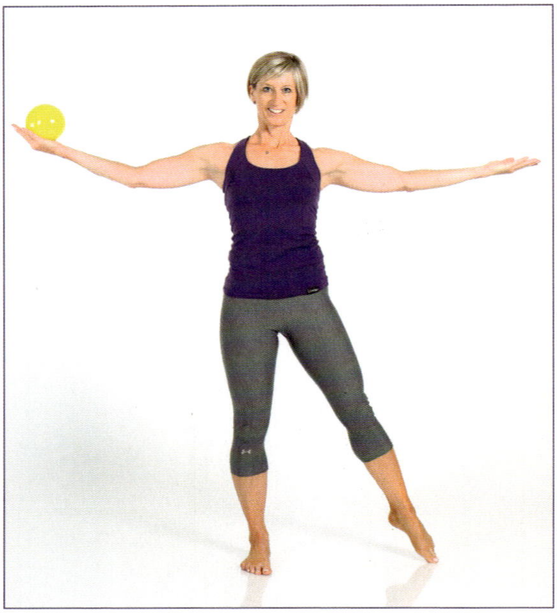

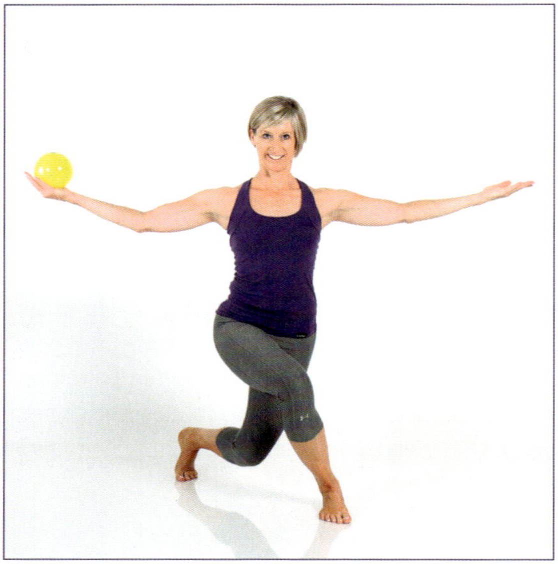

Ausgangsposition:
Einbeinstand.

Übungsausführung: Das freie Bein mit der Fußspitze am Boden abstellen. Den Jacaranda® Ball in einer Hand zur Seite halten. 10 Sekunden lang den Ball in eine Richtung rotieren. Nun das Knie des freien Beins hinter dem anderen Bein gekreuzt absenken. Diese Bewegung 10-15-mal wiederholen. Noch einmal halten und den Ball in die andere Richtung rotieren. Seitenwechsel.

Das Brustbein heben! Das vordere Knie bleibt senkrecht über der Ferse! Das Becken parallel zur Front halten!

KRÄFTIGUNG DER RUMPFSTABILISATOREN UND SCHULUNG DER GLEICHGEWICHTSFÄHIGKEIT

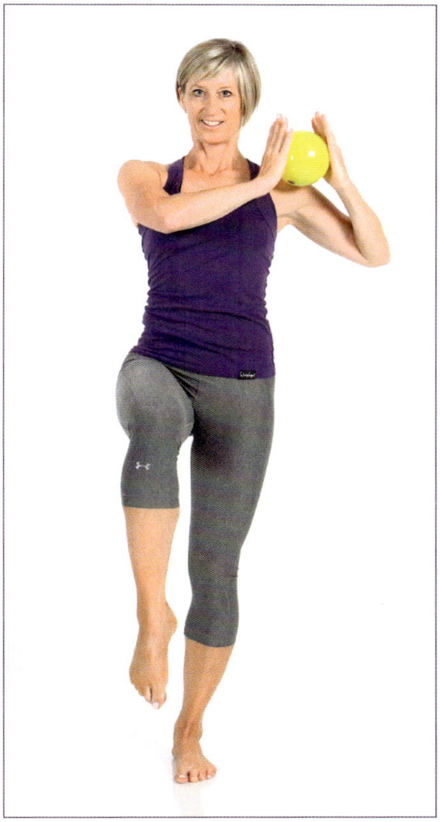

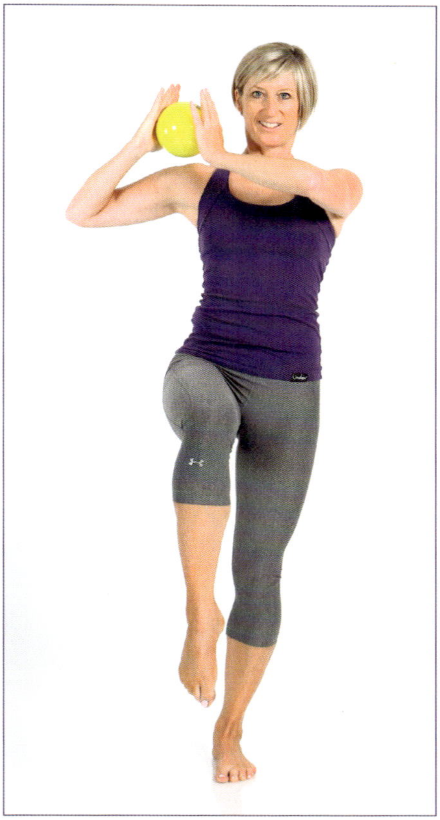

Ausgangsposition: Einbeinstand.

Übungsausführung: Den Jacaranda® Ball in beiden Händen über der Schulter halten und 10-15-mal von der einen zur anderen Schulter bewegen. Nun auf einer Seite halten und 10 Sekunden lang in die eine Richtung, dann in die andere Richtung rotieren. Noch einmal von rechts nach links bewegen, über der anderen Schulter halten und noch einmal 10 Sekunden lang in die eine Richtung, dann in die andere Richtung rotieren.

Das Brustbein heben!

KRÄFTIGUNG DER GESÄSS- UND OBERSCHENKELMUSKULATUR SOWIE DER RUMPFSTABILISATOREN

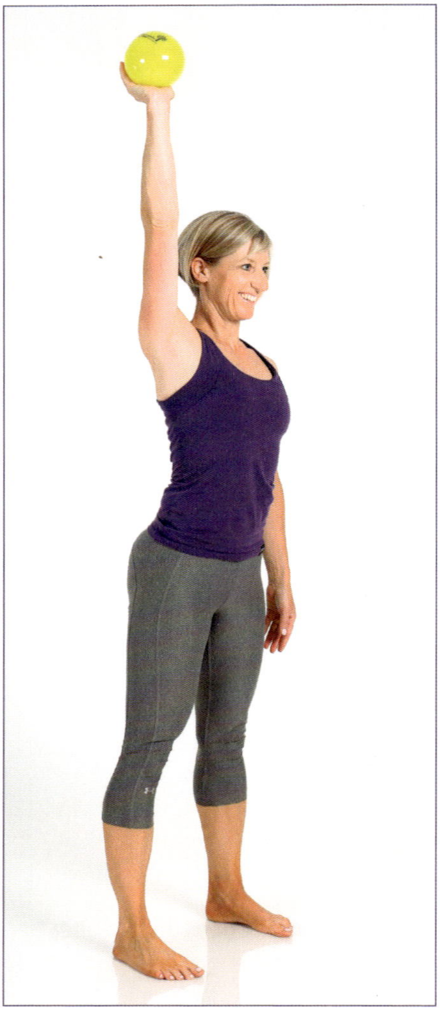

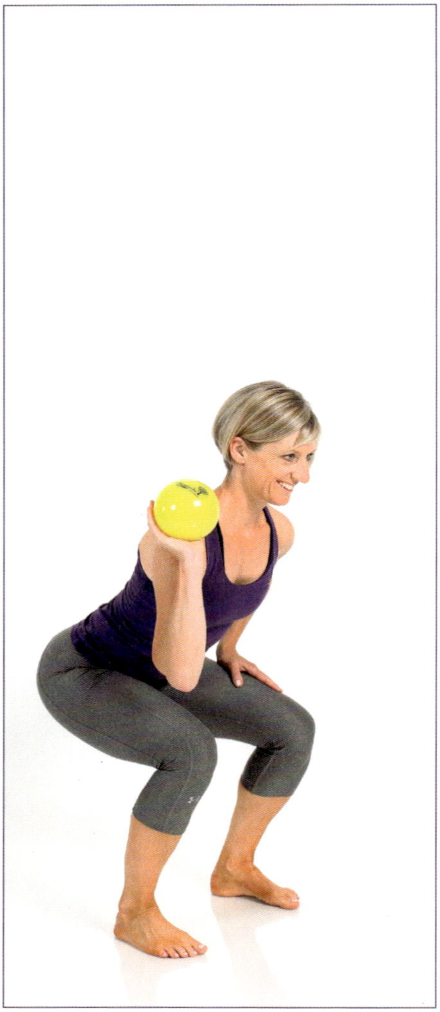

Ausgangsposition: Hüftbreiter Stand.

Übungsausführung: Den Jacaranda® Ball in einer Hand über dem Kopf halten. 10 Sekunden lang den Ball in eine Richtung rotieren. Nun 15-20-mal das Gesäß nach hinten unten absenken und sich wieder aufrichten. Diese Bewegungsabfolge von Anfang an wiederholen, jetzt den Ball in die andere Richtung rotieren.

Die Schultern tief halten! Die Knie sind über den Fersen!

KRÄFTIGUNG DER GESÄSS- UND OBERSCHENKELMUSKULATUR SOWIE DER RUMPFSTABILISATOREN

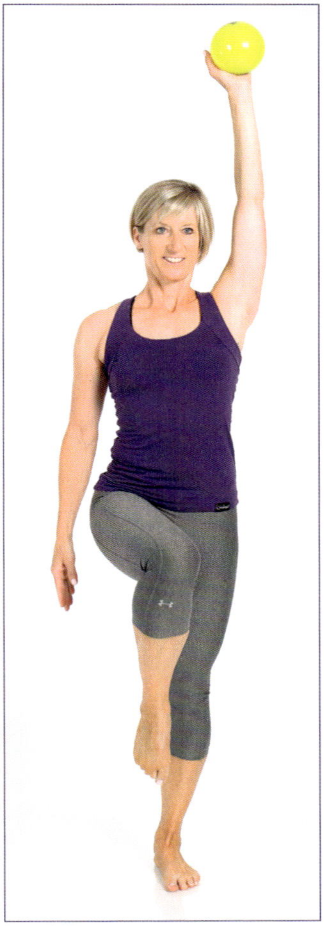

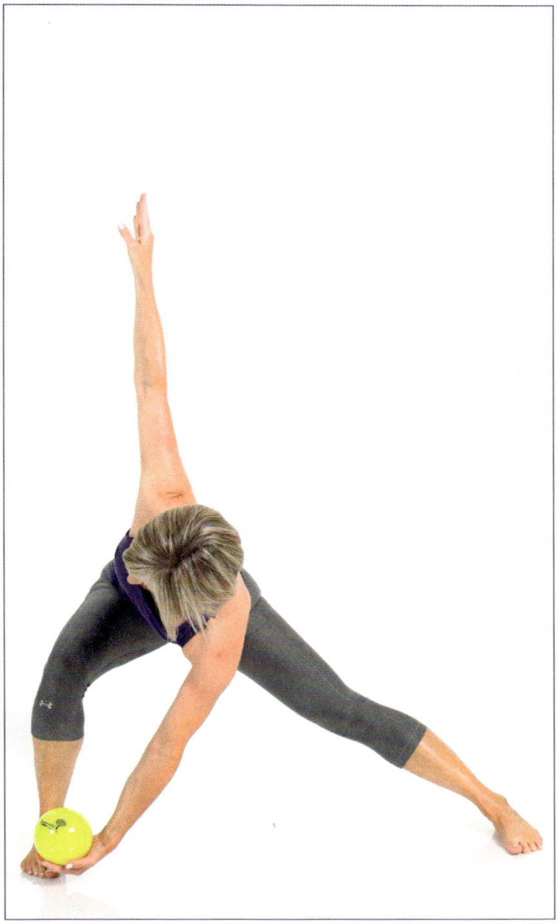

III

Ausgangsposition: Einbeinstand.

Übungsausführung: Ein Knie anheben. Den Jacaranda® Ball in der gegenüberliegenden Hand über dem Kopf halten. 10 Sekunden lang den Ball in eine Richtung rotieren. Dann das abgehobene Bein in einem großen Schritt nach außen absetzen und den Ball zum Fuß führen. 15-20-mal tief und wieder hoch gehen, dann wieder im Stand halten und die Bewegungsabfolge von Anfang an wiederholen. Jetzt aber den Ball in die andere Richtung rotieren. Seitenwechsel.

Den Rücken gerade halten! Die Fußspitzen zeigen nach vorne!

KRÄFTIGUNG DER GESÄSS- UND OBERSCHENKELMUSKULATUR SOWIE DER RUMPFSTABILISATOREN

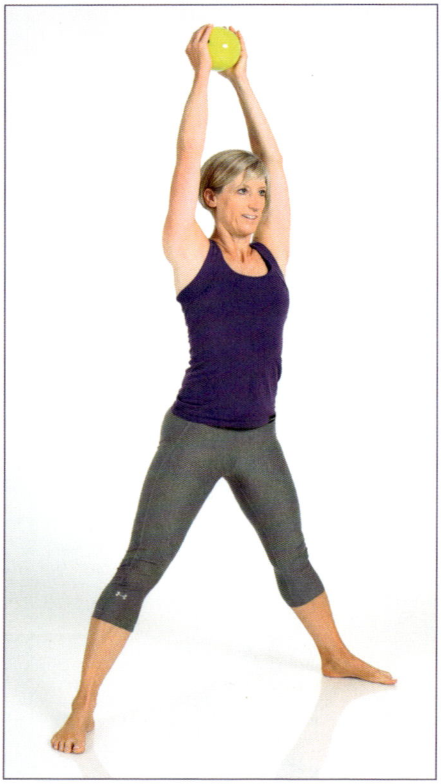

Ausgangsposition: Grätsche.

Übungsausführung: Den Jacaranda® Ball in beiden Händen über dem Kopf halten und 10 Sekunden lang in eine Richtung rotieren. Nun die Knie beugen und den Ball in einer Hand in Richtung Boden bewegen. 15-20-mal sich wieder aufrichten, den Ball über oben in die andere Hand übergeben und mit der anderen Hand in Richtung Boden führen. Dann oben halten und die Bewegungsabfolge von Anfang an wiederholen. Jetzt aber den Ball in die andere Richtung rotieren.

Die Schultern tief halten! Die Knie zeigen in Richtung Fußspitzen!

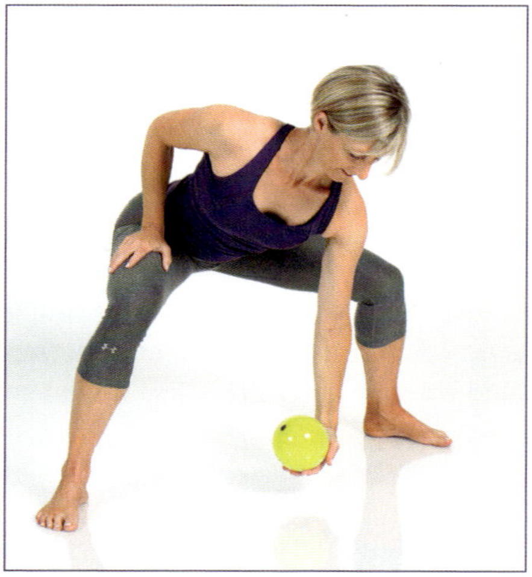

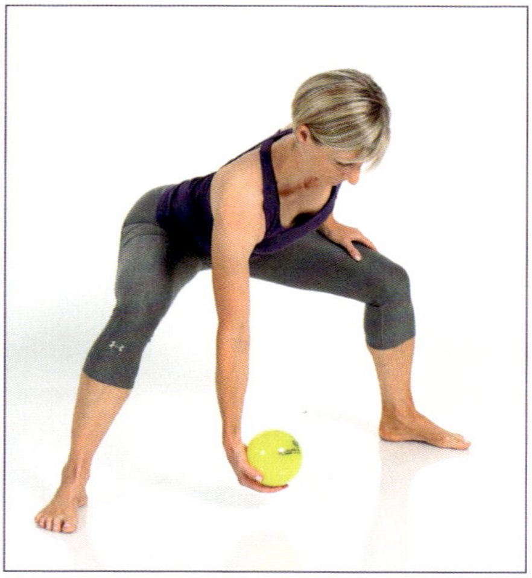

GANZKÖRPERKRÄFTIGUNG

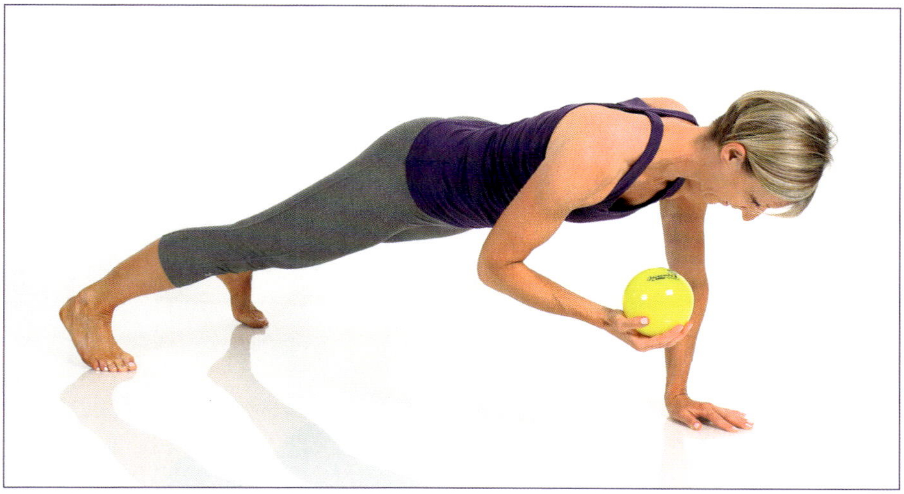

Ausgangsposition: Liegestützposition.

Übungsausführung: Den Jacaranda® Ball in einer Hand senkrecht unter der Schulter halten und 15 Sekunden lang in die eine, dann in die andere Richtung rotieren. Seitenwechsel.

Der ganze Körper bildet eine Linie! Die Hand senkrecht unter der Schulter abstützen!

KRÄFTIGUNG DER GESÄSSMUSKULATUR

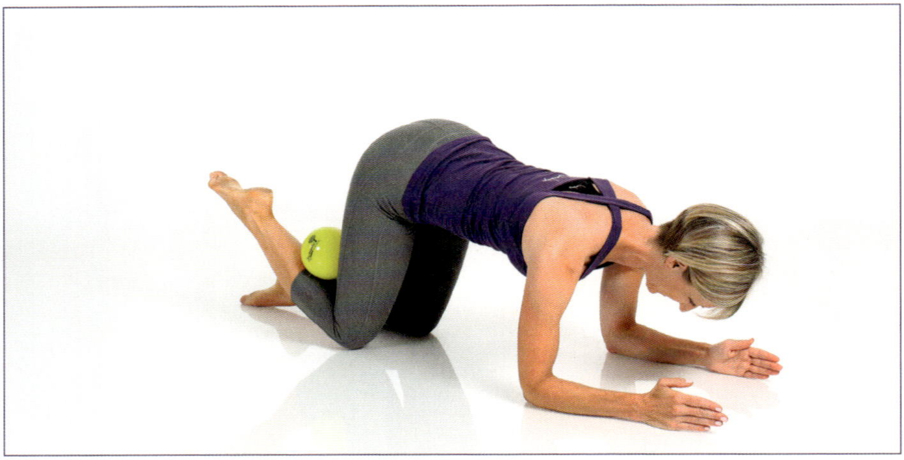

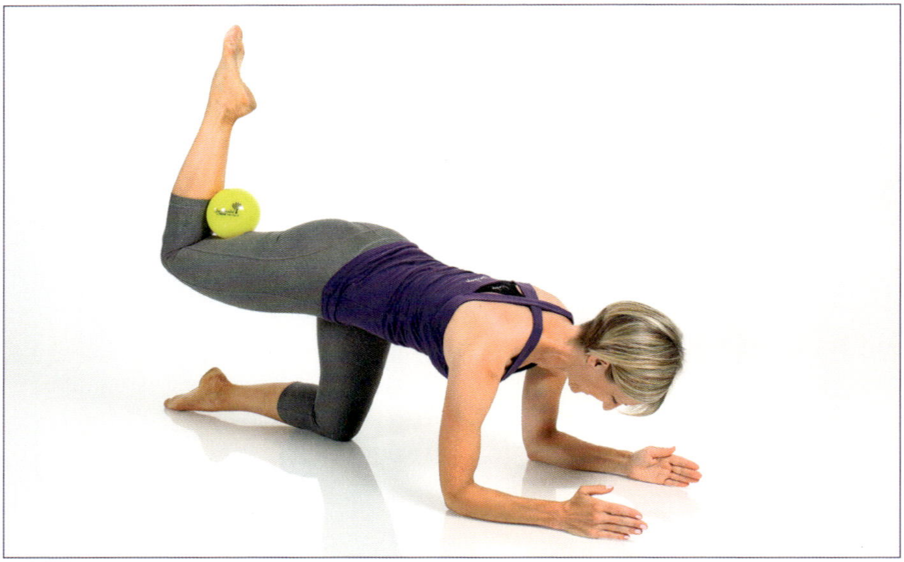

Ausgangsposition: **Ellbogenstütz.**

Übungsausführung: Den Jacaranda® Ball in eine Kniekehle klemmen. Nun das Bein 20-30-mal heben und senken. Seitenwechsel.

Den Rücken ruhig halten! Die Ellbogen befinden sich senkrecht unter den Schultern, das aufgestellte Knie ist senkrecht unter dem Hüftgelenk!

KRÄFTIGUNG DER SCHRÄGEN BAUCHMUSKULATUR UND DER RUMPFSTABILISATOREN

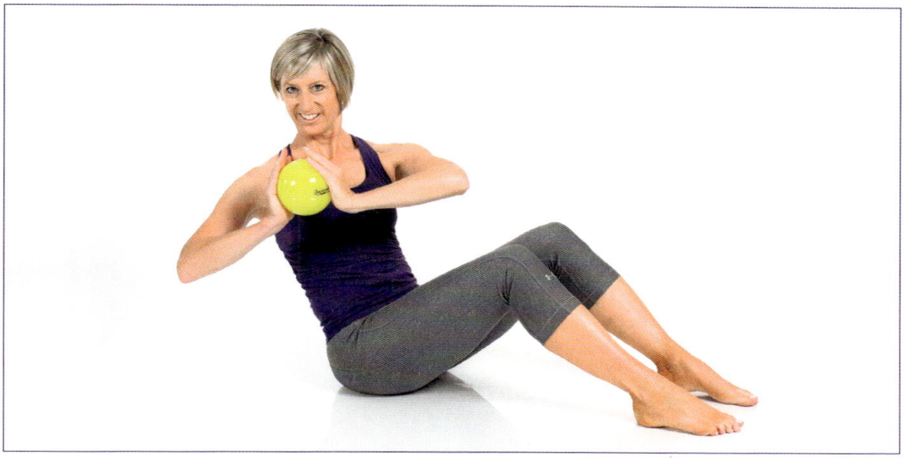

Ausgangsposition: Aufrechter Sitz.

Übungsausführung: Die Füße aufstellen. Den Jacaranda® Ball in beiden Händen vor dem Brustbein halten. Nun den Rumpf auf eine Seite drehen und den Oberkörper etwas zurücklehnen. Den Ball 10 Sekunden lang in die eine, dann in die andere Richtung rotieren. Dann zur anderen Seite drehen und die Bewegung wiederholen.

Das Brustbein heben! Den Rücken gerade halten!

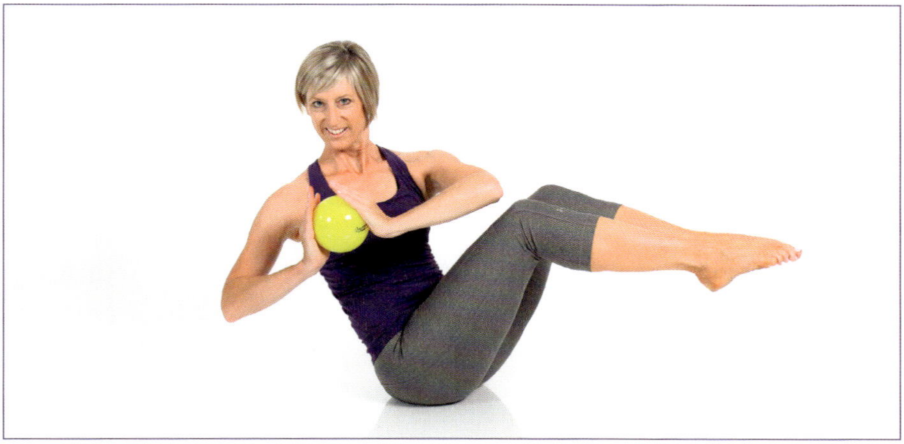

Als Steigerung beide Beine vom Boden abheben.

KRÄFTIGUNG DER SEITLICHEN RUMPFMUSKULATUR, DER SCHULTERMUSKULATUR UND DER STABILISATOREN

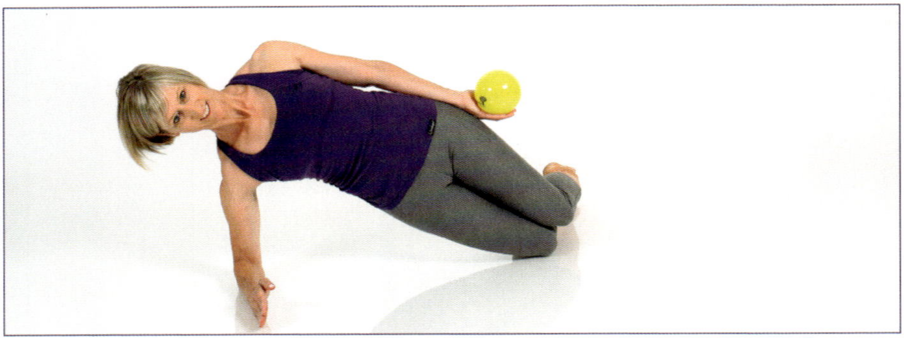

Ausgangsposition: Seitlicher Ellbogenstütz.

Übungsausführung: Die Knie beugen, die Unterschenkel zeigen nach hinten. Den Jacaranda® Ball in einer Hand über dem Oberschenkel halten. Nun den Ball 10 Sekunden lang in die eine, dann in die andere Richtung rotieren. Seitenwechsel.

Der Ellbogen befindet sich senkrecht unter der Schulter, der Oberkörper ist in einer Linie mit den Oberschenkeln!

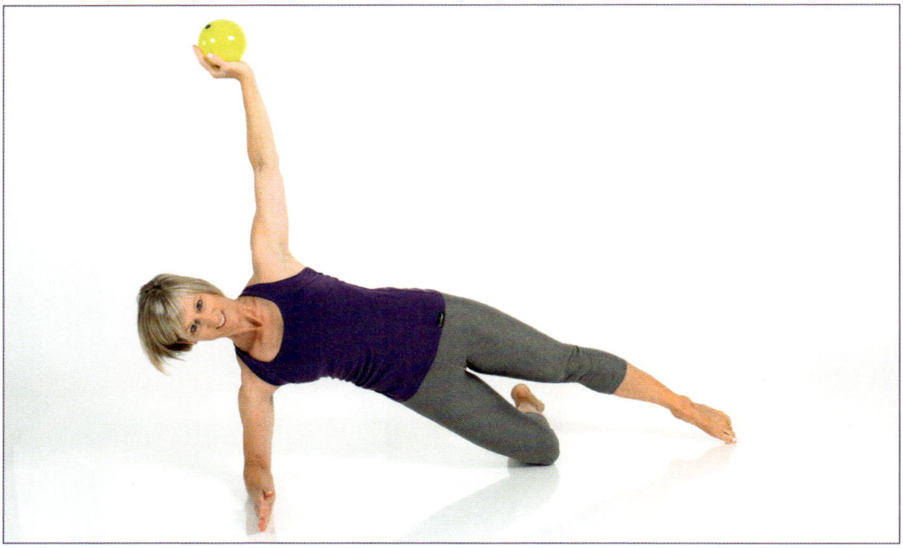

Als Steigerung das obere Bein strecken und auf dem Boden abstellen, den Arm in Richtung Decke strecken und die Bewegung wiederholen.

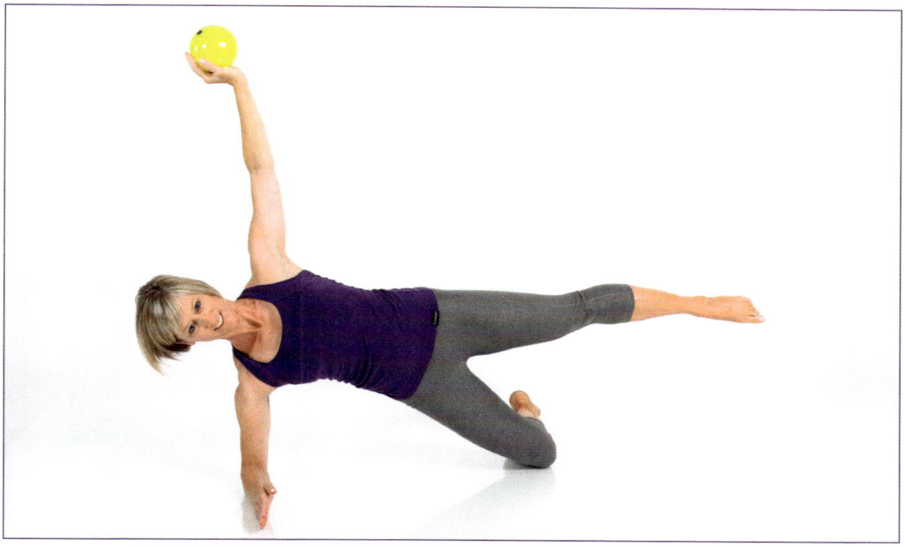

Als Steigerung zusätzlich das gestreckte Bein abgehoben halten.

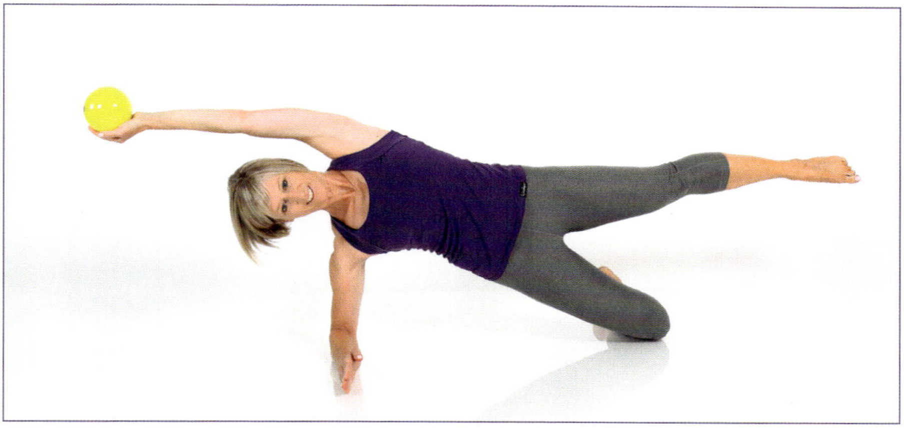

Als Steigerung den Jacaranda® Ball über dem Kopf ausstrecken.

KRÄFTIGUNG DER OBERSCHENKELRÜCKSEITE UND DER GESÄSSMUSKULATUR

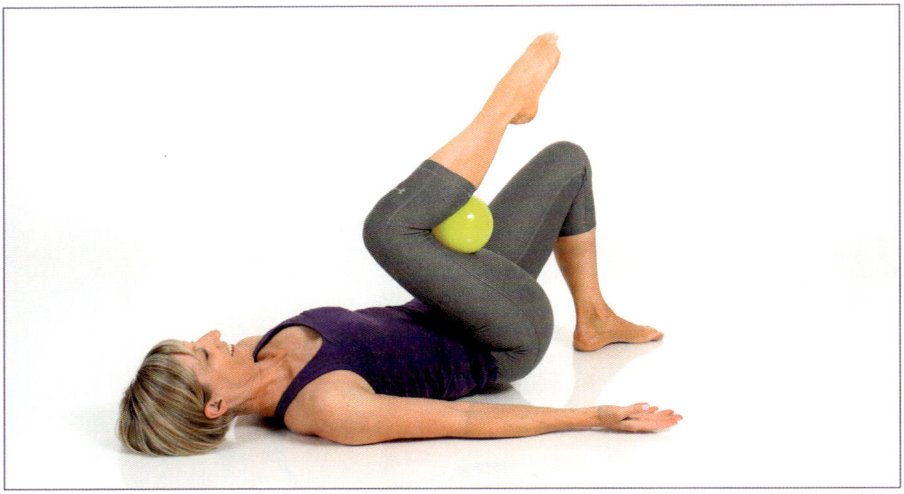

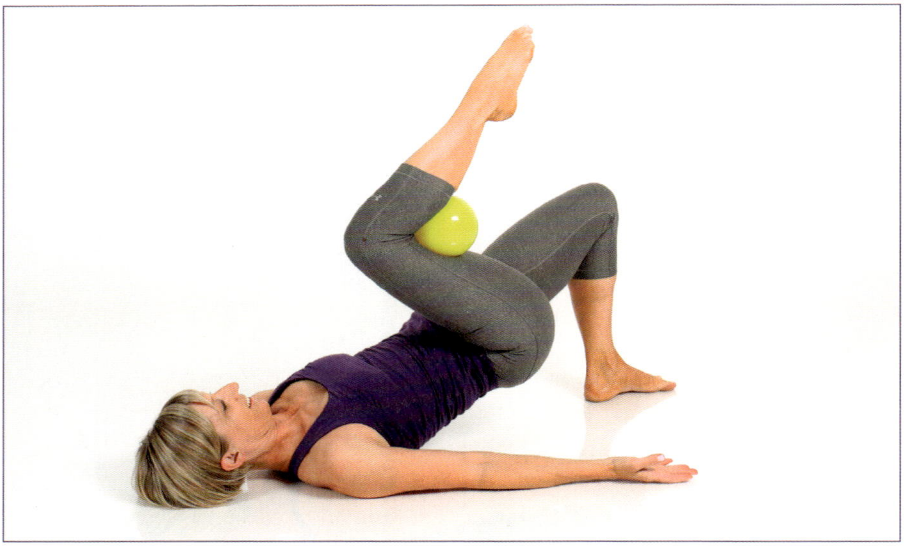

Ausgangsposition: Rückenlage.

Übungsausführung: Die Beine aufstellen. Den Jacaranda® Ball in eine Kniekehle klemmen. Nun das Becken 20-30-mal heben und senken. Seitenwechsel.

Maximal bis zu den Schulterblattspitzen anheben! Den Schultergürtel entspannt halten!

3.6 Bewegungspausen im Büro oder zu Hause

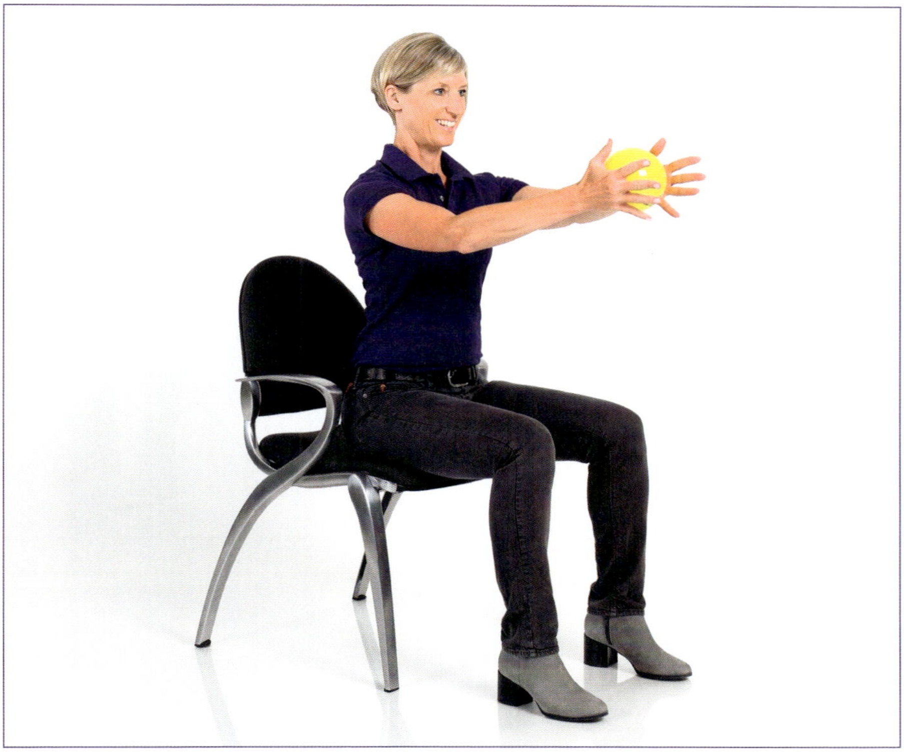

TIPP:

Nehmen Sie den Jacaranda® Ball auf Ihre nächste Reise mit! Aber Vorsicht, besser ins Handgepäck nehmen und griffbereit haben. Bei meiner letzte Flugreise nahm mich der Kontrolleur bei der Sicherheitskontrolle zur Seite und zeigte mir den Monitor mit meinem durchleuchteten Rucksack mit den Worten „...und was ist das, können Sie mir das erklären?" Auf dem Bild war eine durchsichtige Blase mit Edelstahlkugeln im Inneren zu sehen. Wirklich sehr befremdlich!

MOBILISATION DER WIRBELSÄULE, DER SCHULTERGELENKE UND DES SCHULTERGÜRTELS

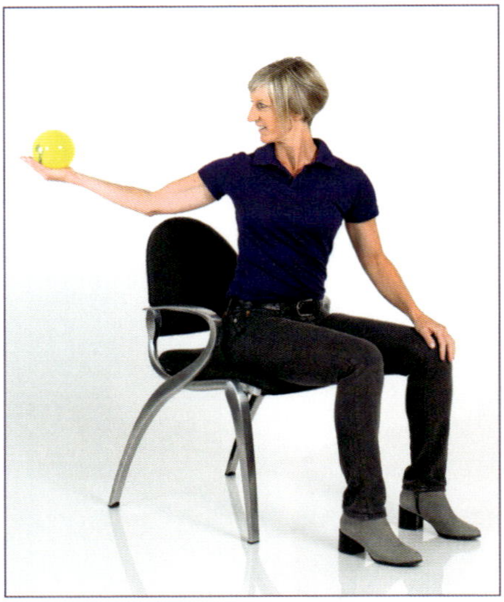

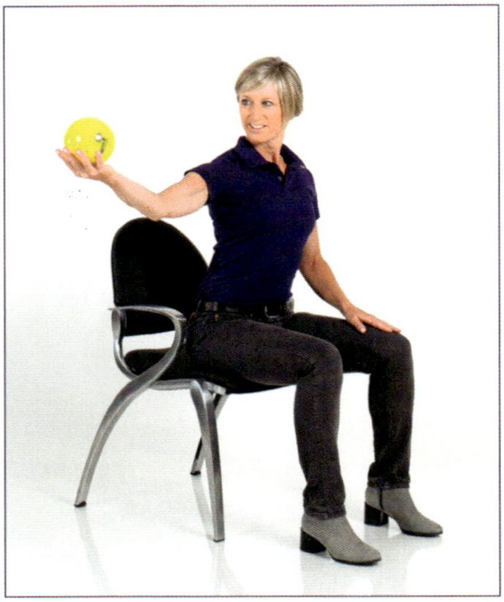

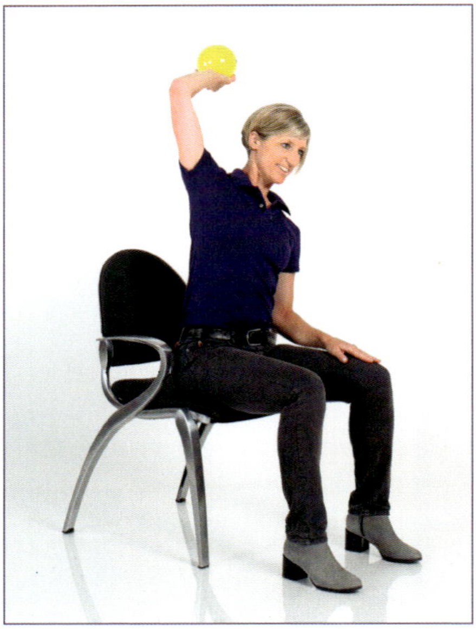

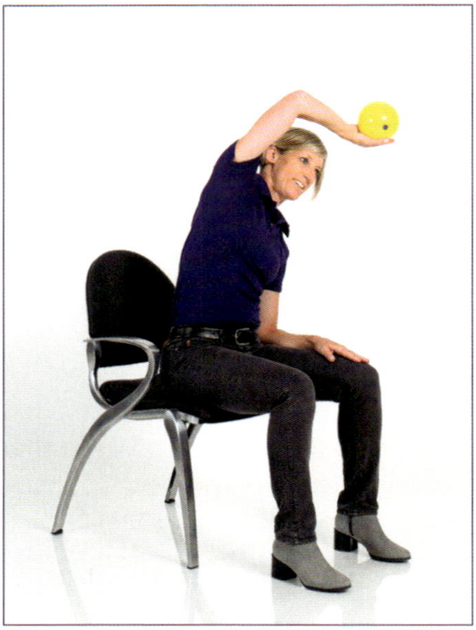

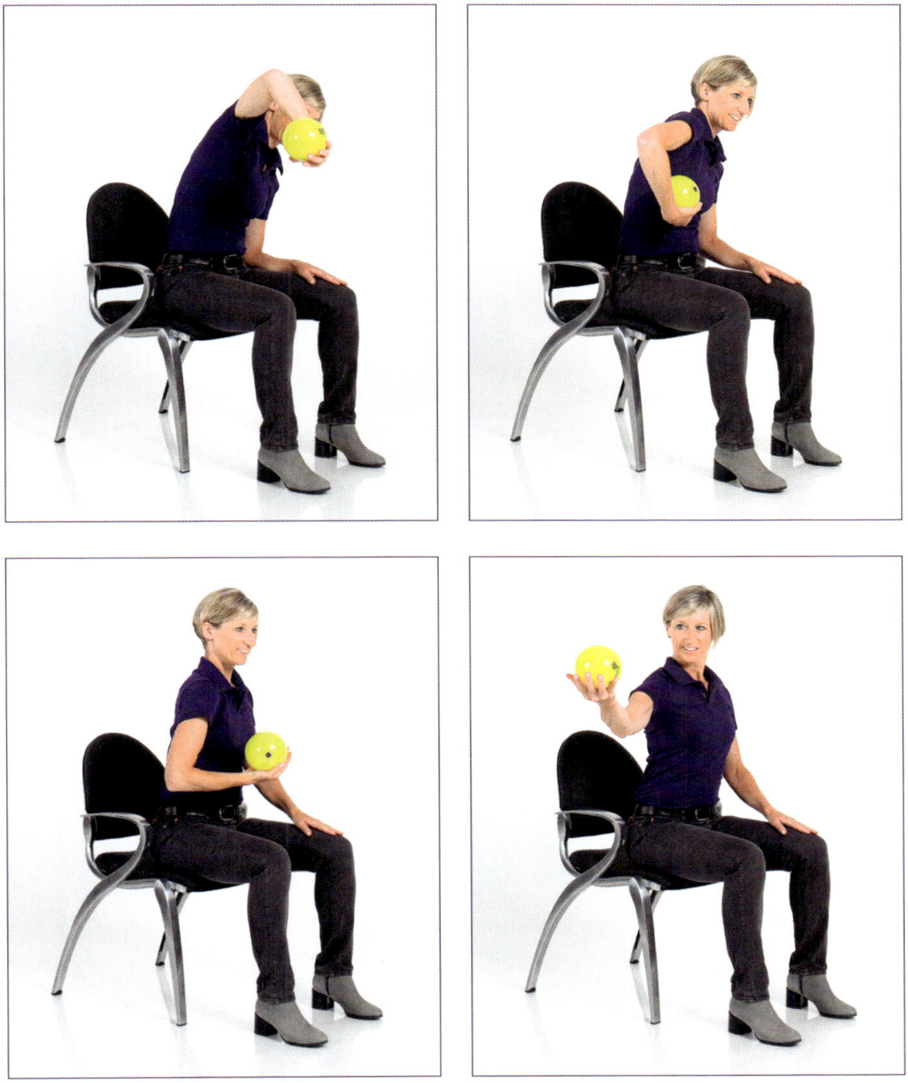

Ausgangsposition: **Aufrechter Sitz.**

Übungsausführung: Nun den Jacaranda® Ball in einer großen Acht über den Kopf und vor dem Körper bewegen. Mit jeder Seite 6-8 Wiederholungen.

Merken Sie einen Unterschied zwischen der rechten und linken Seite?

AKTIVIERUNG DER RUMPFSTABILISATOREN, GEHIRNTRAINING

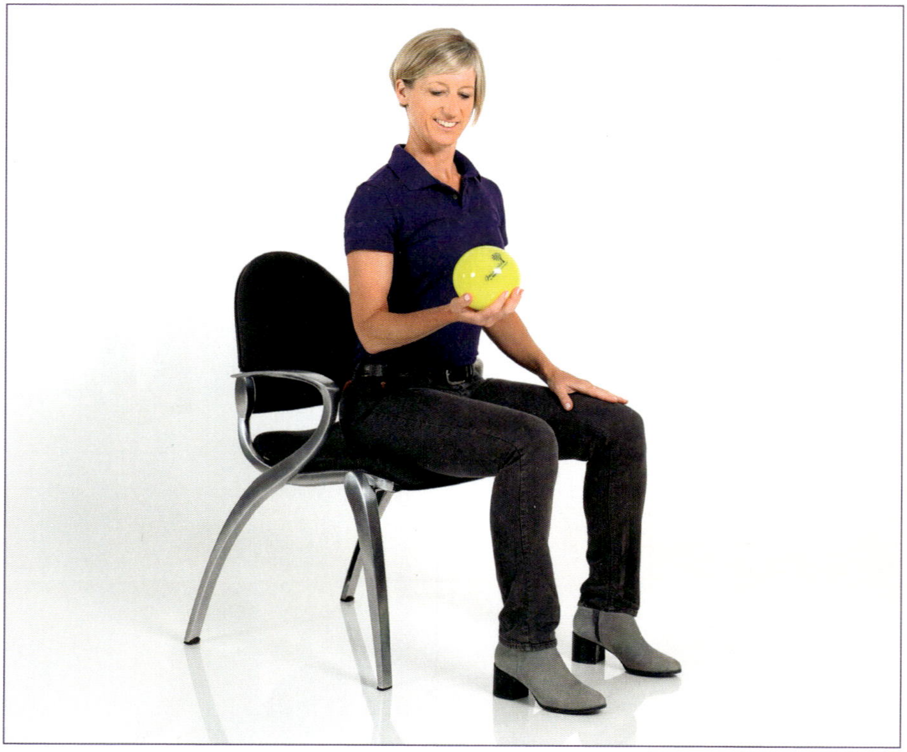

Ausgangsposition: Aufrechter Sitz.

Übungsausführung: Den Jacaranda® Ball in einer Hand halten und körpernah 10 Sekunden lang rechtsherum, und 10 Sekunden linksherum rotieren. Seitenwechsel!

TIPP:

Einfach mal zwischendurch den Ball in eine Hand nehmen und rotieren. „20 Sekunden, Seite wechseln. Probieren Sie das auch einmal, während Sie telefonieren! Multitasking fordert Ihr Gehirn!"

KRÄFTIGUNG DER RUMPFSTABILISATOREN UND MOBILISATION DER BRUSTWIRBELSÄULE

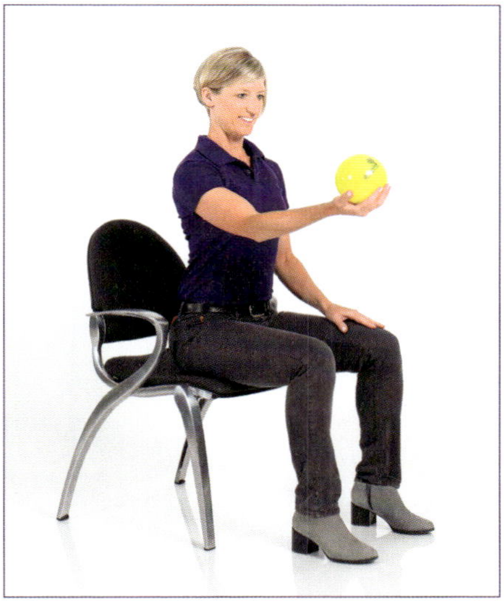

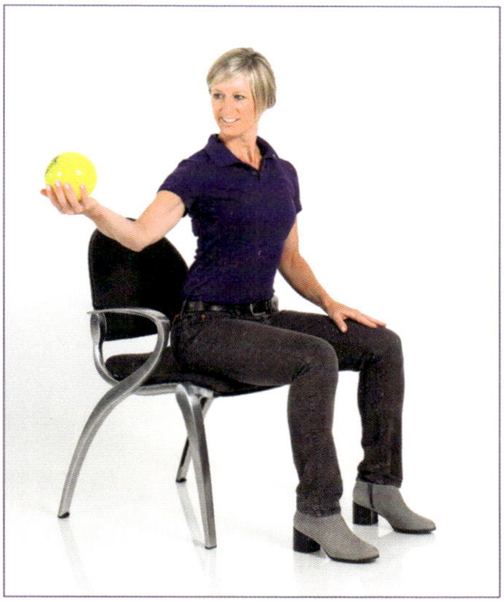

Ausgangsposition: **Aufrechter Sitz.**

Übungsausführung: Den Jacaranda® Ball außen rotieren. Dabei den langen Arm von vorne nach hinten bewegen. Beim Nach-vorne-Kommen den Ball nach innen rotieren. Jede Seite 6-8-mal wiederholen.

Das Becken bleibt stabil!

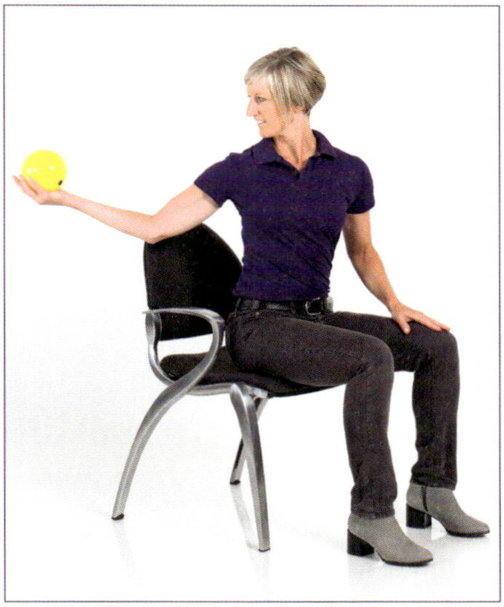

KRÄFTIGUNG DER RUMPFSTABILISATOREN

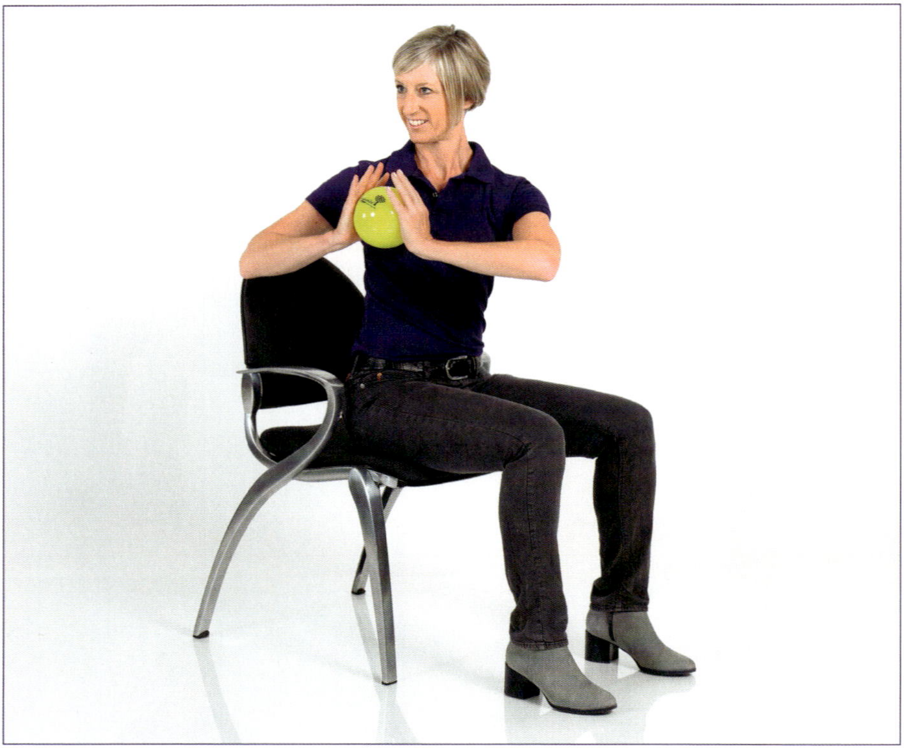

Ausgangsposition: Aufrechter Sitz.

Übungsausführung: Nun den Jacaranda® Ball in beiden Händen vor dem Brustbein halten. Den Oberkörper nach rechts und links rotieren. Nach einigen Wiederholungen auf einer Seite halten und den Ball 10 Sekunden lang in die eine, dann in die andere Richtung rotieren. Dann die Seite wechseln.

Das Becken bleibt stabil!

KRÄFTIGUNG DER RUMPFSTABILISATOREN

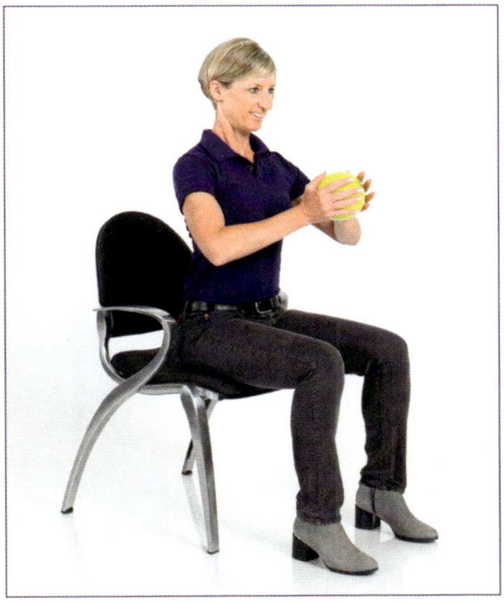

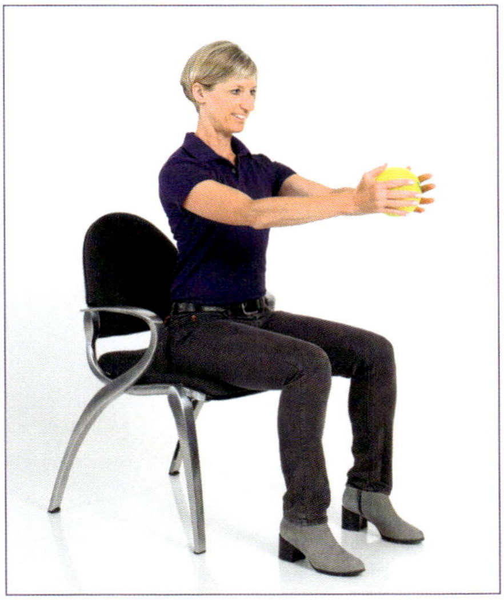

Ausgangsposition: Aufrechter Sitz.

Übungsausführung: Den Jacaranda® Ball in beiden Händen halten und vor dem Brustbein rotieren. 10 Sekunden lang in die eine, dann in die andere Richtung.

Die Schultern tief halten!

Als Steigerung die Arme strecken und die Bewegung ausführen.

KRÄFTIGUNG DER RUMPFSTABILISATOREN UND DER SCHULTERMUSKULATUR

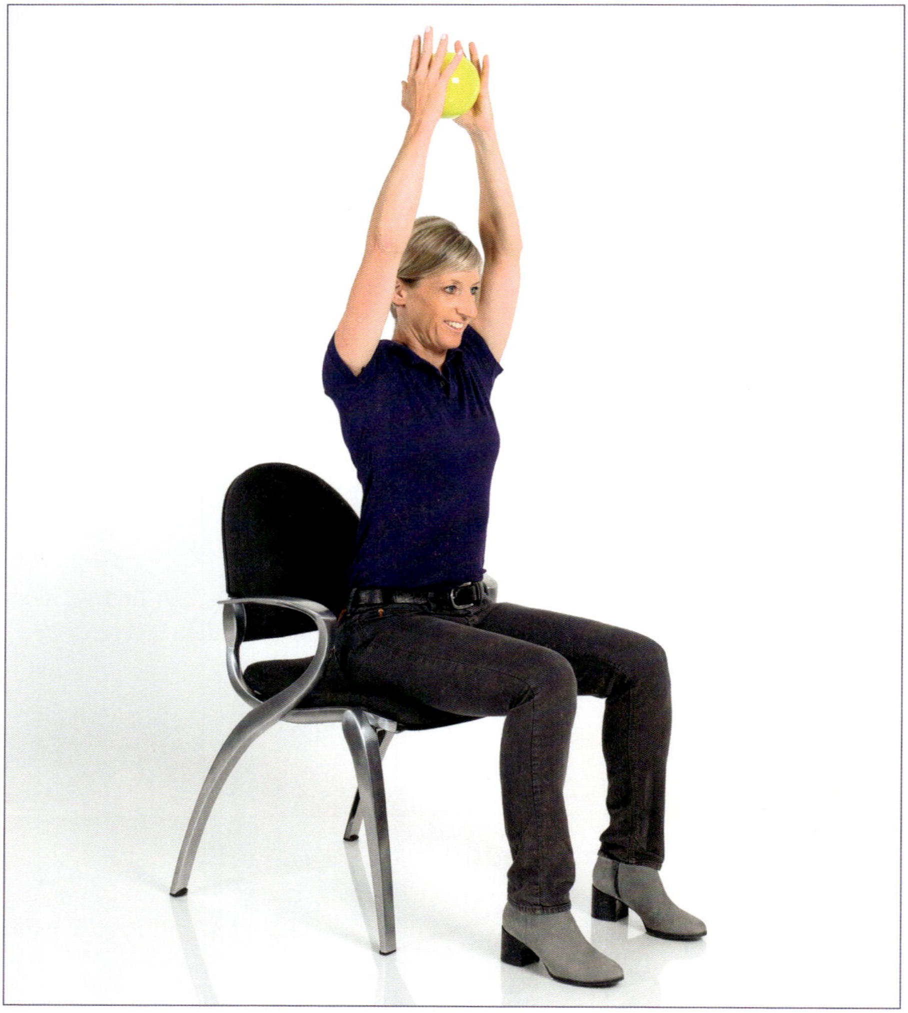

Ausgangsposition: Aufrechter Sitz.

Übungsausführung: Den Jacaranda® Ball über den Kopf strecken und 10 Sekunden lang in die eine, dann in die andere Richtung rotieren.

Die Schultern tief halten!

KRÄFTIGUNG DER OBEREN RÜCKENMUSKULATUR UND DER RUMPFSTABILISATOREN

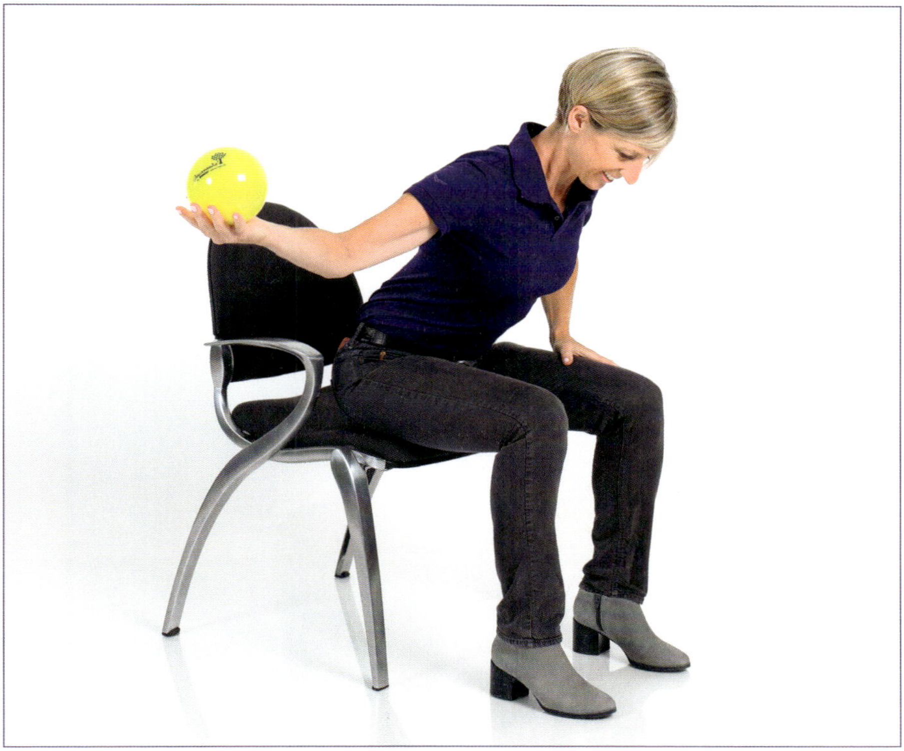

Ausgangsposition: Aufrechter Sitz.

III

Übungsausführung: Den Oberkörper dann mit geradem Rücken etwas nach vorne neigen. Den Jacaranda® Ball in einer Hand halten und den Arm zur Seite strecken. Nun den Ball 10 Sekunden lang in die eine, dann in die andere Richtung rotieren. Seitenwechsel!

Der Kopf ist in einer Linie mit dem Oberkörper!

KRÄFTIGUNG DER RÜCKENSTRECKMUSKULATUR UND DER RUMPFSTABILISATOREN

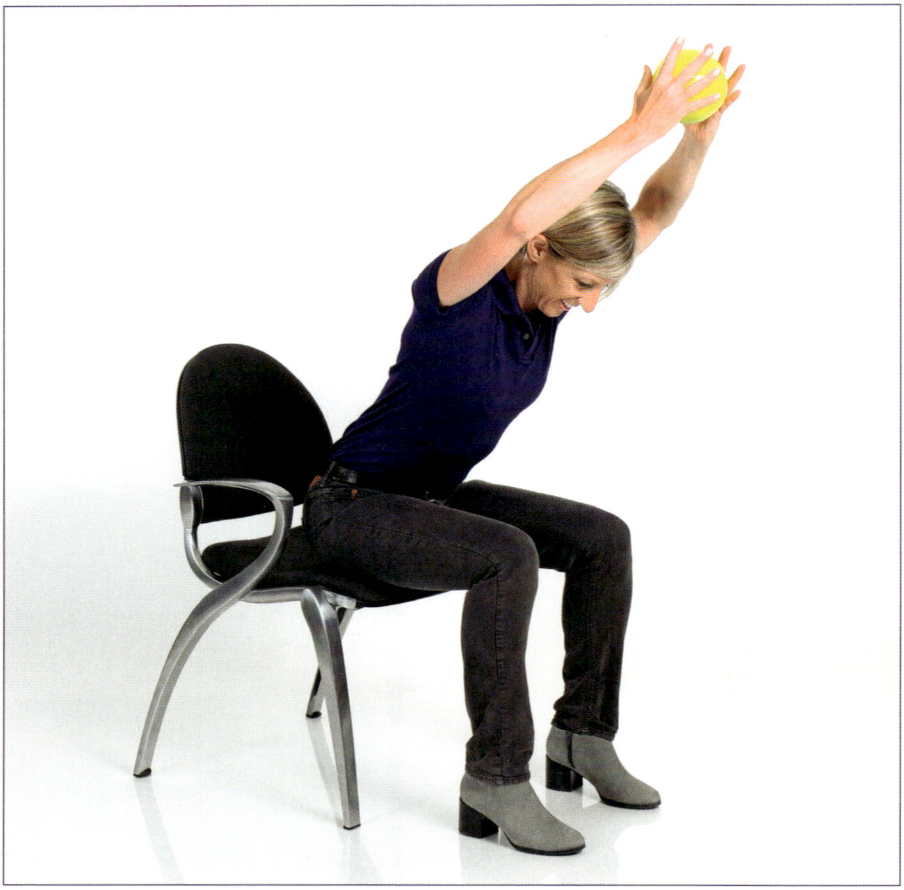

Ausgangsposition: Aufrechter Sitz.

Übungsausführung: Den Oberkörper dann mit geradem Rücken etwas nach vorne neigen. Den Jacaranda® Ball in beiden Händen halten und über den Kopf in Verlängerung des Oberkörpers strecken. Nun den Ball 10 Sekunden lang in die eine, dann in die andere Richtung rotieren. Seitenwechsel!

Der Kopf ist in einer Linie mit dem Oberkörper!

KRÄFTIGUNG DER RUMPFSTABILISATOREN

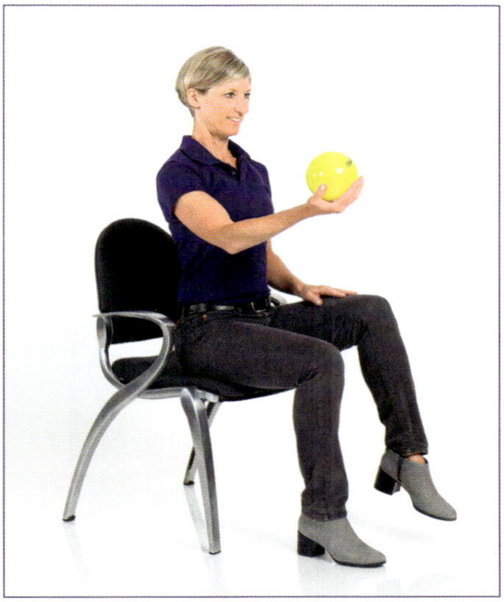

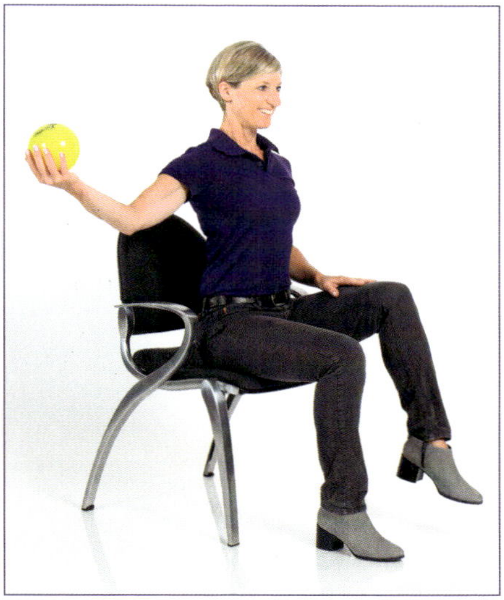

Ausgangsposition: Aufrechter Sitz.

Übungsausführung: Den Jacaranda® Ball in einer Hand halten. Das gegenüberliegende Bein etwas vom Boden abheben. Nun den Ball rotieren und gleichzeitig beim Nach-außen-Rotieren den Arm zur Seite führen. Beim Nach-vorne-Rotieren den Arm wieder nach vorne bewegen. 6-8-mal mit jeder Seite wiederholen.

Den Rücken aufgerichtet halten!

III

SCHULUNG DER GLEICHGEWICHTSFÄHIGKEIT UND KRÄFTIGUNG DER RUMPFSTABILISATOREN

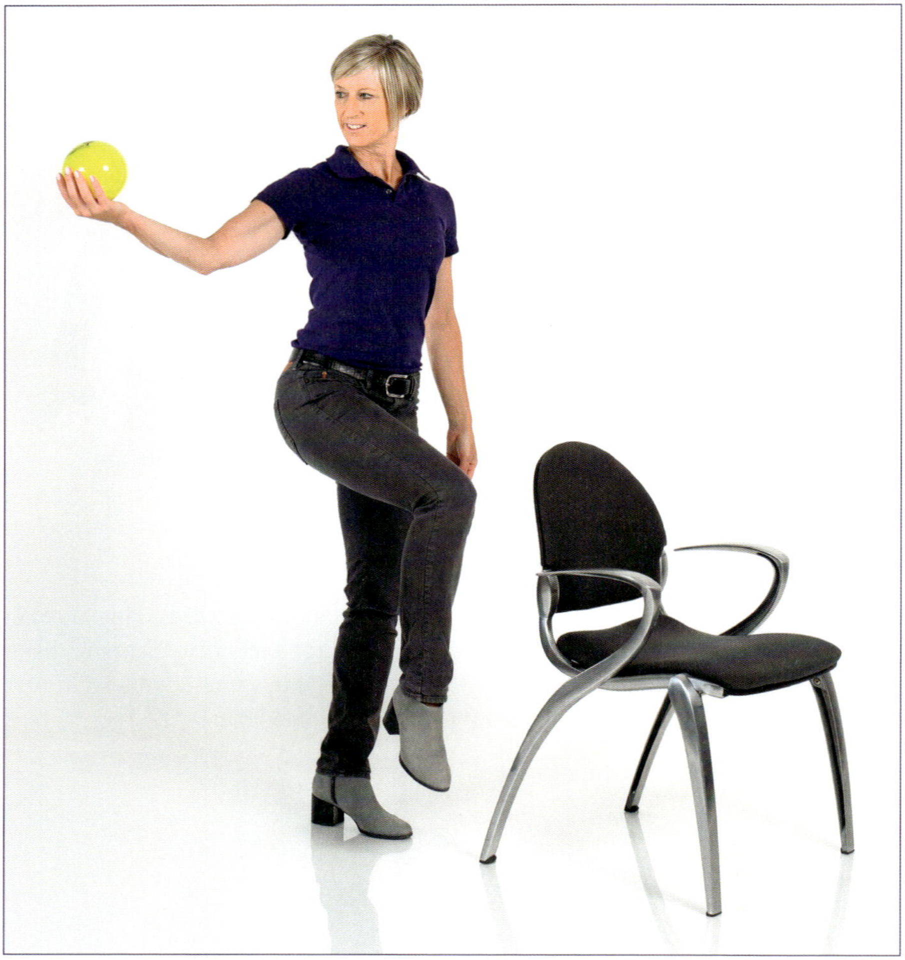

Ausgangsposition: Einbeinstand.

Übungsausführung: Den Ball in einer Hand halten und 10 Sekunden lang in die eine, dann in die andere Richtung rotieren.

Haltung bewahren!

SCHULUNG DER GLEICHGEWICHTSFÄHIGKEIT UND KRÄFTIGUNG DER KÖRPERRÜCKSEITE

Ausgangsposition:
Einbeinstand.

Übungsausführung: Das freie Bein nach hinten strecken. Den gegenüberliegenden Arm mit dem Jacaranda® Ball nach vorne strecken. Nun den Ball 10 Sekunden lang in die eine Richtung, dann in die andere Richtung rotieren. Der Kopf bleibt in Verlängerung des Rumpfs!

Seitenwechsel!

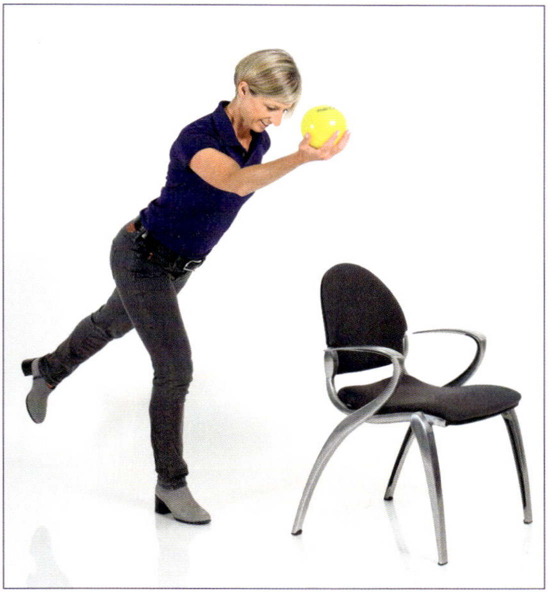

Zur Erleichterung sich mit einer Hand am Stuhl festhalten.

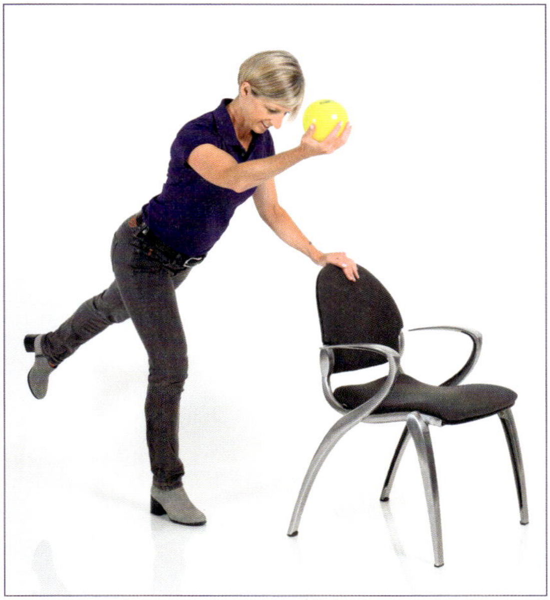

KRÄFTIGUNG DER SEITLICHEN RUMPFMUSKULATUR

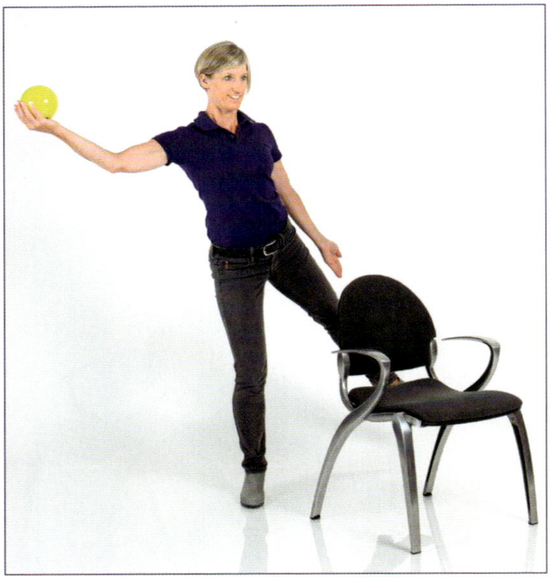

Ausgangsposition:
Einbeinstand.

Übungsausführung: Den Jacaranda® Ball in eine Hand nehmen. Das gegenüberliegende Bein zur Seite strecken. Nun den Ball 10 Sekunden lang in die eine Richtung, dann in die andere Richtung rotieren. Das Standknie zeigt in Richtung Fußspitze!

Seitenwechsel!

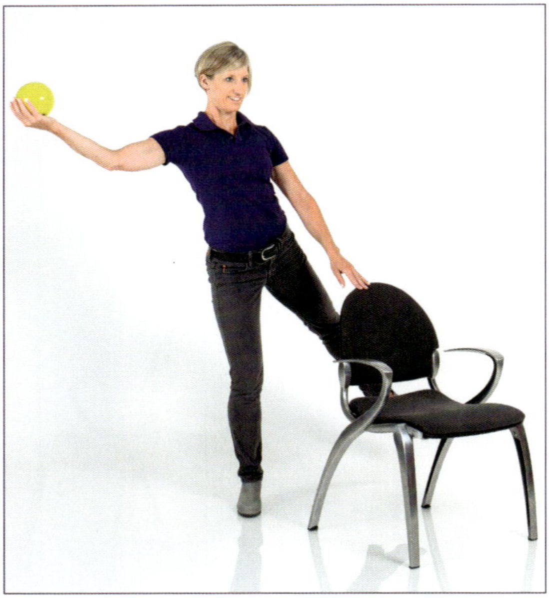

Zur Erleichterung sich mit einer Hand am Stuhl festhalten.

MOBILISATION DER BRUSTWIRBELSÄULE, DER SCHULTERGELENKE UND DES SCHULTERGÜRTELS

Ausgangsposition:
Aufrechter Sitz.

Übungsausführung: Den Jacaranda® Ball in Brustbeinhöhe mit gestreckten Armen vor dem Körper mit beiden Händen halten. Nun im Wechsel die rechte und linke Hand nach vorne schieben. Je Seite 8-10 Wiederholungen.

Die Schultern tief halten!

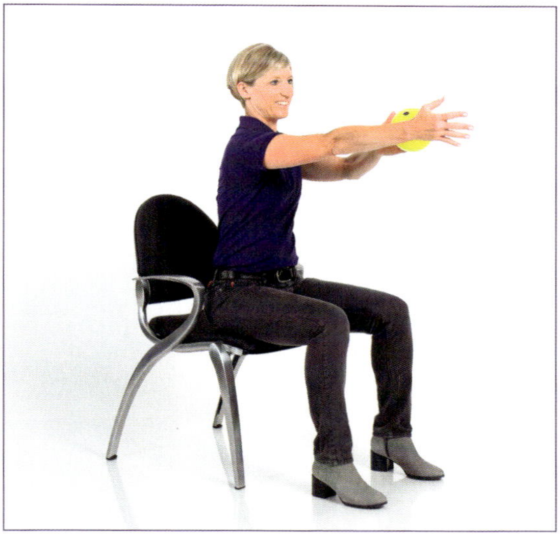

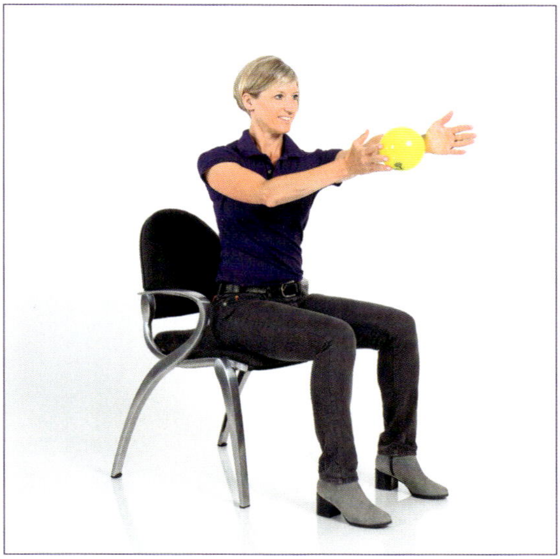

MOBILISATION DER GESAMTEN WIRBELSÄULE,

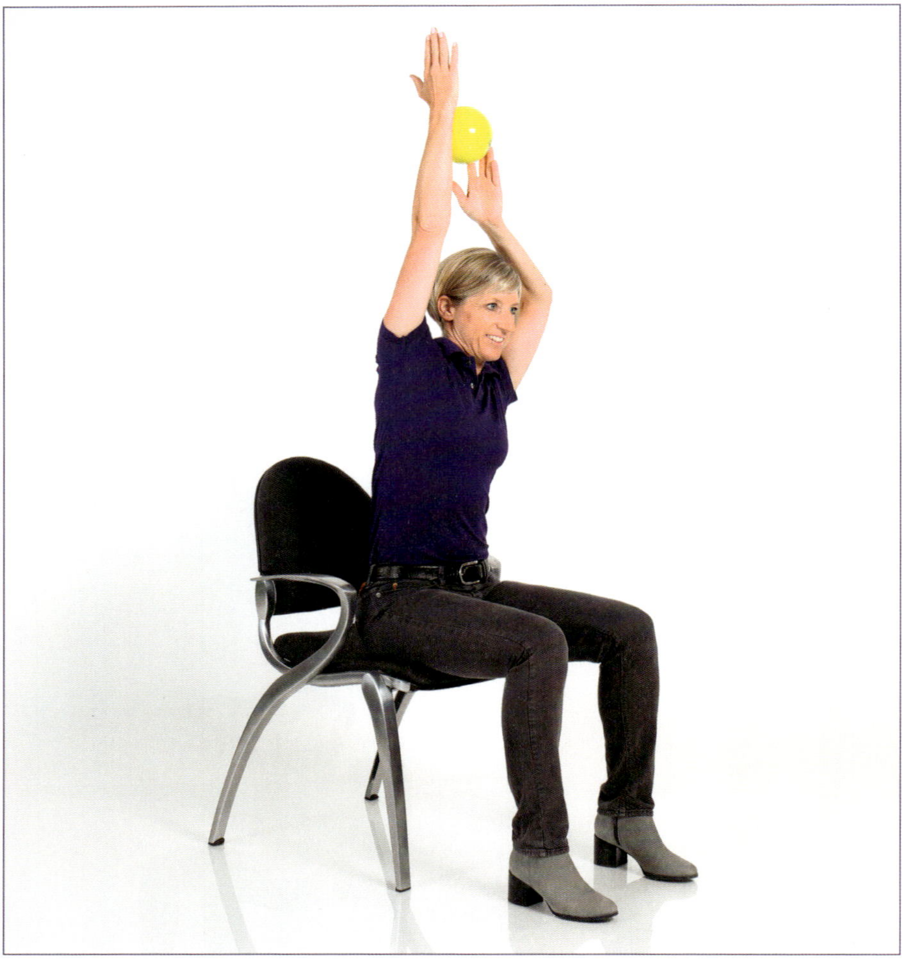

DER SCHULTERGELENKE UND DES SCHULTERGÜRTELS

Ausgangsposition: Aufrechter Sitz.

Übungsausführung: Den Jacaranda® Ball mit gestreckten Armen über dem Kopf in beiden Händen halten. Nun im Wechsel die rechte und linke Hand nach oben schieben. Je Seite 8-10 Wiederholungen.

Anhang

1 Literatur

Fastner, G. (2012). *Funktionelles Figurtraining.* Aachen: Meyer & Meyer Verlag.

Fastner, G. (2013). *Trainingsbuch Brasil®.* Aachen: Meyer & Meyer Verlag.

Fastner, G. & Manhart, I. (2014). *Flacher Bauch, starker Rücken.* Aachen: Meyer & Meyer Verlag.

Häfelinger, Ulla (1999). *Gymnastik für den Beckenboden.* Aachen: Meyer & Meyer Verlag.

Häflinger, U. & Schuba, V. (2007). *Koordinationstherapie. Propriozeptives Training.* Aachen: Meyer & Meyer Verlag.

Hübel, D. (2018). TOGU Tag Frankfurt Manual. *Health & Fitness Academy* (www.hfacademy.de)

Hodges, P. W. & Richardson, C. A. (1996). Inefficient muscular stabilization of the lumbar spine associated with low back npain. A motor control evaluation of transversus abdominis. *Spin, 21 (22)*, 2640-2650

Slomka, G. (2014). *Faszien in Bewegung.* Aachen: Meyer & Meyer Verlag.

2 Bildnachweis

Fotos Umschlag:	TOGU GmbH
Fotos Innenteil:	TOGU GmbH, S. 21, 109 Adobe Stock
Layout:	Anja Elsen
Covergestaltung:	Annika Naas
Lektorat:	Dr. Irmgard Jaeger
Satz:	www.satzstudio-hilger.de

Abonnieren Sie unseren kostenlosen Newsletter unter **www.dersportverlag.de**

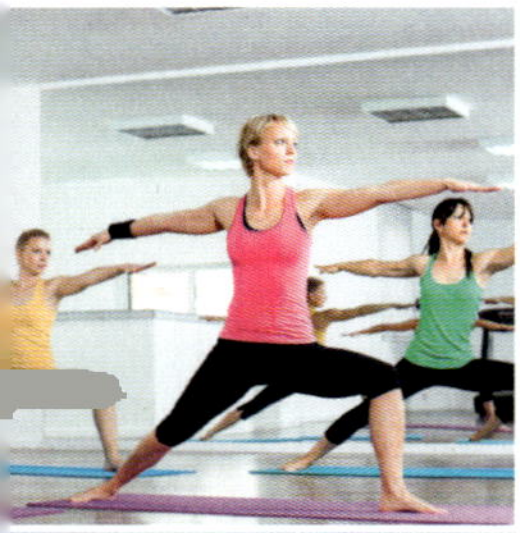

WEITERE TITEL DER AUTORIN

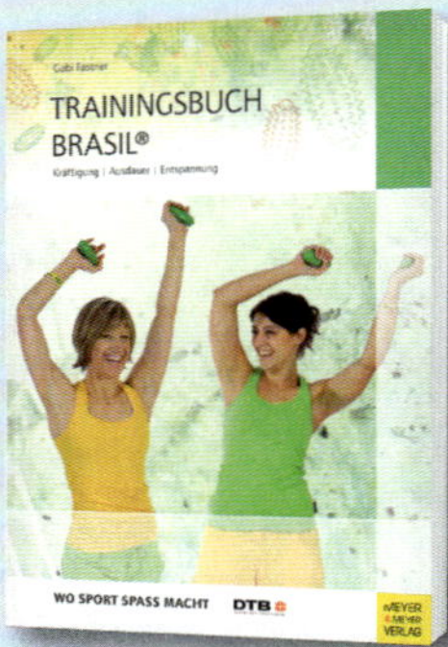

ISBN 978-3-89899-832-1

€ [D] 16,95/€ [A] 17,50

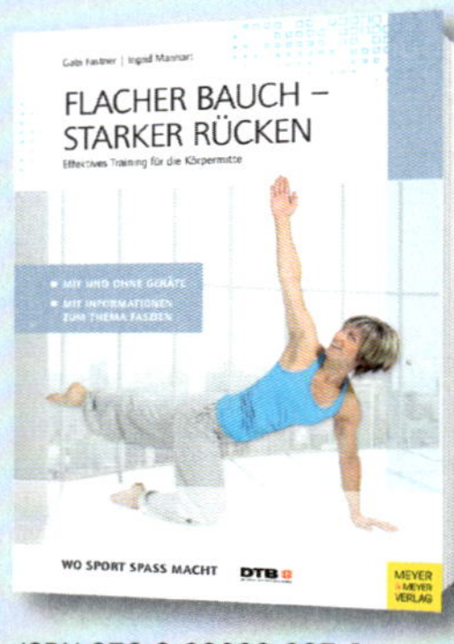

ISBN 978-3-89899-887-1

€ [D] 19,95/€ [A] 20,60

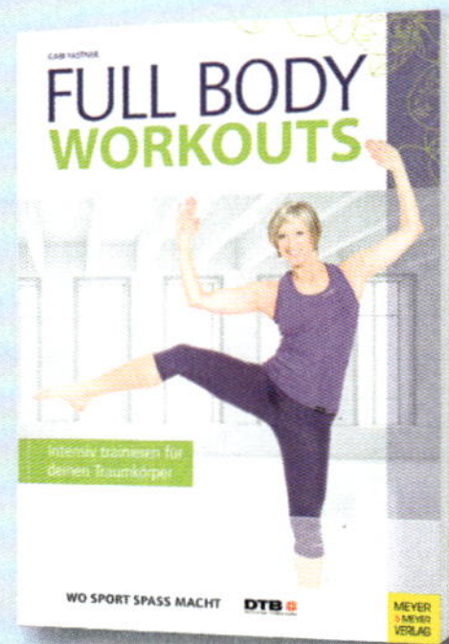

ISBN 978-3-8403-7501-9

€ [D] 19,95/€ [A] 20,60

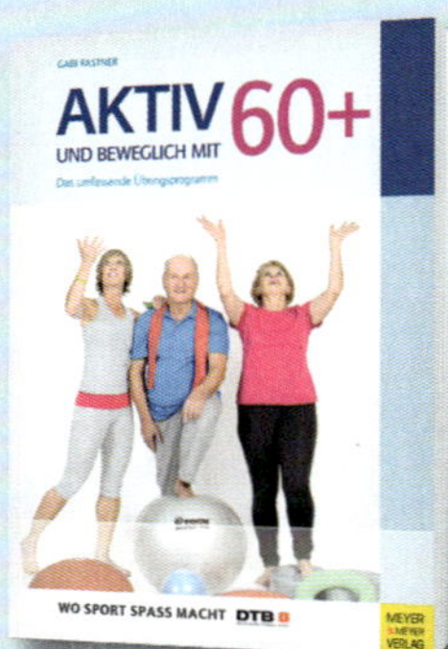

ISBN 978-3-89899-997-7

€ [D] 19,95/€ [A] 20,60

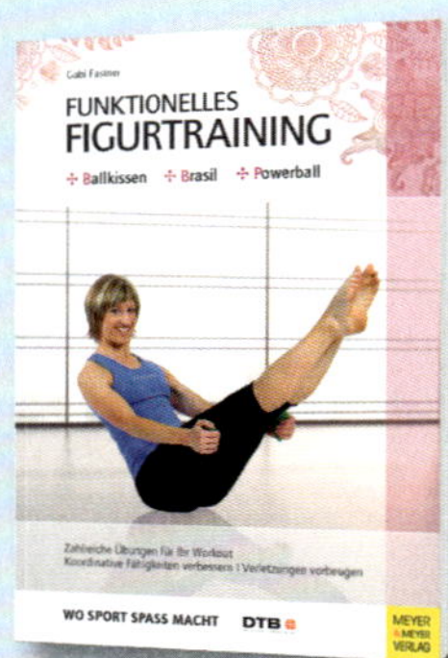

ISBN 978-3-89899-752-2

€ [D] 19,95/€ [A] 20,60

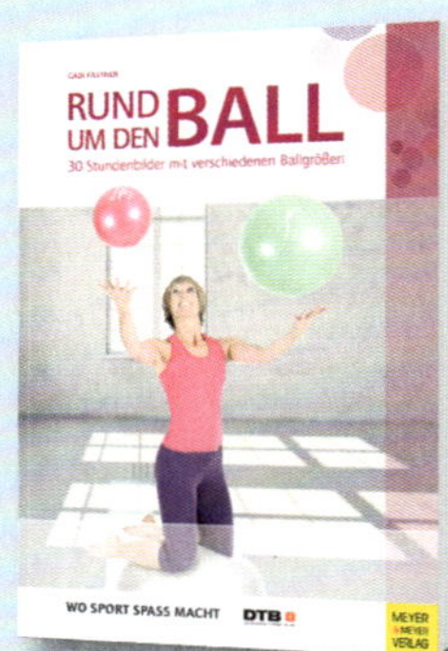

ISBN 978-3-89899-911-3

€ [D] 18,00/€ [A] 18,50

MEYER & MEYER VERLAG

MEYER & MEYER
Fachverlag GmbH
Von-Coels-Str. 390
52080 Aachen

Telefon 02 41 - 9 58 10 - 13
Fax 02 41 - 9 58 10 - 10
E-Mail vertrieb@m-m-sports.com
Webseite www.dersportverlag.de

Unsere Bücher erhalten Sie online oder bei Ihrem Buchhändler.